Omega-3

Öl des Lebens

Dr. med. Volker Schmiedel

Omega-3
Öl des Lebens

für mehr Gesundheit

FONA

©2018 Fona Verlag AG, CH-5600 Lenzburg
www.fona.ch

Lektorat: Léonie Schmid
Gestaltung: FonaGrafik
Druck: CPI Books, Ulm

ISBN 978-3-03780-627-2

Inhaltsverzeichnis

Vorwort

Was? Schon wieder ein neues Buch über Omega-3-Fettsäuren? Gibt es noch nicht genügend Bücher, die den Nutzen von Fisch beziehungsweise Fischöl eindrucksvoll belegen? Nun, in deutscher Sprache anscheinend nicht. Wie ist es anders zu erklären, dass zwar etwa 50 % der Norweger und sogar 60 % der Finnen regelmäßig Fischölpräparate nehmen, während man in Deutschland, in der Schweiz und in Österreich bei 5 % liegt?

In den nordischen Ländern ist Fischöl ein Nahrungsmittel, das in flüssiger Form in jedem zweiten Haushalt auf dem Küchentisch steht und dem Essen beigefügt wird, während bei uns eher Fischölkapseln genommen werden, die in dieser Form eher als Medikament wahrgenommen werden. Lassen wir einmal arznei- und lebensmittelrechtliche Gesetze außer Acht, dann sind Omega-3-Fettsäuren für mich ein Lebensmittel im wahrsten Sinn des Wortes – nämlich ein Lebens-Mittel, also ein Mittel zum Leben.

Dass Omega-3-Fettsäuren (der Einfachheit halber in Zukunft einfach mit Omega-3 abgekürzt) gut und gesund sind, weiß heute jeder Verbraucher, und das ist mittlerweile auch in Medizin und Wissenschaft unbestritten. Ich habe (Stand 1.12.2017) 3174 wissenschaftliche Studien und 322 Meta-Analysen gefunden, also nicht einfach irgendwelche populärwissenschaftlichen Publikationen, sondern Beiträge in hochrangigen wissenschaftlichen Organen, die nahezu alle wichtige Vorteile in der Prävention und in der Therapie von Krankheiten aufzeigen. Also nehmen wir doch einfach ein oder zwei Fischölkapseln und alles wird gut. Oder etwa doch nicht?

Ich habe immer wieder Patienten, bei denen die Einnahme von Omega-3 zur Heilung oder wenigstens zur Linderung ihrer Beschwerden oder zu einem Stillstand der Erkrankung wichtig wäre. Sie nehmen aber nichts ein, weil es ihnen kein Arzt empfohlen hat. Oder sie nehmen aus eigener Überzeugung etwas ein, aber die Dosis ist nicht mehr als der berühmte Tropfen auf den heißen Stein. Oder sie haben vielleicht sogar die richtige Menge, aber das Präparat, welches sie nehmen, ist verdorben und schadet der Gesundheit mehr, als es ihr nutzt.

Mit diesem Buch möchte ich dazu beitragen, den Menschen das notwendige Wissen über die vorbeugende Wirkung bei Arteriosklerose, Krebs, rheumatischen Erkrankungen, Demenz und vielen weiteren Krankheiten zu geben. Die gefährdeten oder bereits erkrankten Menschen erhalten Fakten über die richtigen Dosen und eine gute Qualität. Und vor allem soll das Buch ganz konkrete Hinweise geben, wie jeder selbst diagnostisch, präventiv und therapeutisch vorgehen kann.

Lassen Sie sich durch die manchmal komplexen theoretischen Grundlagen ebenso wenig verwirren wie durch die zahlreichen wissenschaftlichen Studien, die ich zur Untermauerung meiner Behauptungen zitiere (keine Sorge, es wird nicht zu wissenschaftlich). All dies ist für diejenigen gedacht, die etwas tiefer schürfen und mehr über Ursachen und Beweise erfahren wollen. Nicht einfach darüberlesen sollte man über die vielen praktischen Hinweise zur Anwendung von Omega-3, wie Sie die richtige Qualität und Quantität erfahren können und wie Sie die notwendige Menge mit einem guten Preis-Leistungs-Verhältnis auch in den Körper bringen. Sie werden u. a. erfahren,

- warum Leinöl allein leider nicht ausreicht.
- warum Fische in der eigentlich benötigten Menge heute nicht mehr empfohlen werden können.
- warum Krillöl überteuert und daher nicht zu empfehlen ist.
- warum jede Schwangere (auch nach offizieller Lehrmeinung) Fischöl nehmen sollte.
- warum Demenz im Alter mit großer Wahrscheinlichkeit vermieden oder zumindest um viele Jahre hinausgezögert werden kann.
- warum jeder Krebspatient von Omega-3 profitieren kann.
- warum ich selbst und meine Kinder regelmäßig Fischöl nehmen.

Zum Schluss noch eine Warnung: Wenn Sie dieses Buch gelesen haben, dann wissen Sie mehr über dieses Thema als die meisten Ärzte. Gerade Ärzte wissen über Ernährung in der Regel erschreckend wenig. Von meinem Freund und Kollegen Dr. Rainer Matejka (Chefredakteur der Zeitschrift «Naturarzt») stammt der sinngemäße Ausspruch, dass ein an Ernährung interessierter Laie meist mehr über Ernährung weiß als ein Chefarzt eines Krankenhauses. Sie werden aber auch mehr über Omega-3 wissen als die meisten Ernährungsberater. In diesem Buch finden Sie die aktuellen wissenschaftlichen Erkenntnisse. Es dauert oft Jahre, bis sich diese dann auch allgemein durchsetzen. Lassen Sie sich nicht durch eine kritische oder sogar ablehnende Haltung von so genannten Experten ins Bockshorn jagen. Sie wissen es jetzt besser. Natürlich noch nicht jetzt, sondern erst nach Lektüre dieses Buches. So, jetzt genug der langen Vorrede. Ich hoffe, dass Sie dieses Buch mit großem Erkenntnisgewinn und vielleicht auch mit ein wenig Freude lesen werden, und rufe Ihnen einfach zu: «Jetzt aber ran an den Fisch!»

Dr. Volker Schmiedel, M. A.

Grundlagen

Was sind eigentlich Omega-Fettsäuren?

Ohne Biochemie geht es nicht! Aber nur so kann man erklären, was Fettsäuren sind. Keine Sorge: Auch die Fettsäuren werden nicht so heiß gegessen, wie sie gekocht werden. Sie müssen sich das nicht alles merken, aber Sie sollten die Fettsäuren wenigstens einmal angeschaut haben, damit Sie eine Vorstellung bekommen, wovon wir reden. Und die gute Nachricht: Wenn Sie dieses Kapitel geschafft haben, dann haben Sie das Schlimmste hinter sich – es wird dann viel einfacher und wirklich für jeden verständlich.

Alpha-Linolensäure (ALA, C18:3, Omega-3)

Eicosapentaensäure (EPA, C20:5, Omega-3)

Docosahexaensäure (DHA, C22:6, Omega-3)

Linolsäure (LA, C18:2, Omega-6)

Arachidonsäure (AA, C20:4, Omega-6)

Fettsäuren sind Kohlenwasserstoffketten mit einem CH3-Ende (Methylende) und einem COOH-Ende. Wenn in der Kohlenwasserstoffkette eine Doppelbindung vorkommt, sprechen wir von einer einfach ungesättigten Fettsäure (z. B. die Ölsäure im Olivenöl). Gibt es zwei oder mehr Doppelbindungen, handelt es sich um eine mehrfach ungesättigte Fettsäure (z. B. Linolsäure im Sonnenblumenöl). Ob es eine Omega-3-, -6- oder -9-Fettsäure ist, hängt davon ab, wo sich die erste Doppelbindung, ausgehend vom Methylende, befindet. Die Alpha-Linolensäure (1. Fettsäure in der Abbildung) ist also eine Omega-3-, die Arachidonsäure (5. Fettsäure in der Abbildung) hingegen eine Omega-6-Fettsäure. Eicosapentaen- und Docosa-hexaensäure (EPA und DHA, 2. und 3. Fettsäure in der Abbildung) sind die beiden wichtigen Fettsäuren im Fisch beziehungsweise in den Algen. Sie sind die beiden Hauptdarsteller in diesem Buch. So, jetzt ist aber alles klar. Wer hätte gedacht, dass es sich um eine so trockene Angelegenheit handelt, wenn wir von Ölen und Fetten sprechen?

Weshalb wird von den Omega-3- und die Omega-6-Fettsäuren so viel Aufhebens gemacht? Der Knackpunkt ist, dass wir die beiden Fettsäuren nicht selber herstellen können. Gesättigte Fettsäuren kann unser Körper selbst aus einfachen Bestand-teilen synthetisieren. Wir können aber keine Doppelbindung bei der 3. oder 6. Stelle einbauen. Diese Fettsäuren müssen wir von außen zuführen. Weil sie für unseren Organismus lebensnotwendig sind, nennen wir sie essentielle Fettsäuren. Für einige Stoffe, die wir von außen zuführen müssen und die lebensnotwendig sind, haben wir eine besondere Bezeichnung, die Vitamine. Die essentiellen Fettsäuren wurden daher eine Zeitlang auch Vitamin F genannt, was heute aber nicht mehr gebräuch-lich ist.

Was aber festzuhalten ist: Eine Nahrung ohne jegliche Zufuhr von Omega-3- und Omega-6-Fettsäuren ist mit unserem Leben nicht zu vereinbaren! Bei ungenügender Versorgung kommt es früher oder später zu Problemen. Mit den Fettsäuren, die wir selber bilden, können wir uns noch eine Zeitlang über Wasser halten. Man stelle sich vor, man würde statt eines hochwertigen Motoröls irgendein billiges Salatöl in den Motor gießen. Der Motor läuft möglicherweise noch, aber er kann sicher keine volle Leistung bringen und er wird vermutlich auch schneller kaputt gehen. Genau dasselbe passiert mit unserem «Motor», wenn wir ihn nicht mit den richtigen Fett-säuren in der optimalen Menge schmieren!

Die Wirkung von Omega-3- und Omega-6-Fettsäuren

Ganz einfach: Omega-3- und Omega-6-Fettsäuren wirken auf zwei Arten. Zum einen sind sie für die Struktur unserer Zellen wichtig, zum anderen ermöglichen sie bestimmte Stoffwechselfunktionen.

Die Zellmembranen, also die Grenzschichten in unseren Körperzellen, bestehen aus einer Doppelschicht Fettsäuren, in denen einzelne Proteine (Eiweiße) als Transport-kanal oder als Zellrezeptoren verlaufen. Der Hauptbestandteil ist aber Fett. Für die Zellmembranen benötigen wir einen hohen Anteil an ungesättigten Fettsäuren, da-mit die Membranen elastisch sind. Man stelle sich hartes Kokosfett oder Schweine-schmalz vor, die einen hohen Anteil an gesättigten Fettsäuren haben. Man stelle sich vor, unsere Zellmembranen würden nur aus diesen Fettsäuren bestehen. Starre, unbewegliche Zellwände wären die Folge – und das wollen wir doch lieber nicht. Die flüssigen, beweglichen, mehrfach ungesättigten Fettsäuren aus Pflanzen- oder Fischöl sind uns doch viel lieber.

Algen und Fische enthalten besonders viele hochungesättigte Omega-3-Fettsäuren. Von allen Ölen und Fetten haben sie den niedrigsten Schmelzpunkt. Sie sind auch bei tiefen Temperaturen flüssig und machen daher die Zellmembranen von Pflanzen und Tieren elastisch. Die Omega-3-Fettsäuren sind quasi das Frostschutzmittel für Lebewesen. Das erklärt auch, weshalb Fische umso mehr Omega-3-Fettsäuren enthalten, je nördlicher sie gefangen werden (auf der Südhalbkugel gilt natürlich das Umgekehrte).

Der Körper sorgt dafür, dass die Zellmembranen mit guten ungesättigten Fettsäuren angereichert werden. Das Nervensystem stellt noch eine weitere Besonderheit dar. Hier legt die Natur großen Wert darauf, dass insbesondere die Omega-3-Fettsäuren eingelagert werden. Warum das so ist, wissen wir noch nicht genau. Vielleicht hat es mit der elektrischen Übertragung von Nervenimpulsen zu tun. Auf jeden Fall können wir davon ausgehen, dass die Natur nichts ohne Grund macht. Diejenigen Organismen, die in ihren Nervenzellen einen hohen Anteil an Omega-3-Fettsäuren aufweisen, haben sich im Laufe von Hunderten Millionen Jahren im biologischen Evolutionsprozess im darwinschen Sinne als die «fittesten» erwiesen. Das Gehirn besteht zu 60 % aus Fett. Das Verhältnis zwischen Omega-6 und Omega-3 ist im Nervensystem unter normalen Umständen 1:1. Wichtig ist vor allem die Omega-3-Fettsäure DHA. Wenn wir in der Nahrung ein Verhältnis von 10:1, bei Kindern oft 20:1 und bei «Fischabstinenten» sogar 30:1 feststellen, ist es echt schwierig, das von der Natur vorgesehene Gleichgewicht zwischen Omega-6 und Omega-3 zu halten.

Das erklärt auch, warum psychische und neurologische Krankheiten wie Demenz, Depression, Multiple Sklerose, AD(H)S, Psychose, posttraumatische Belastungsstörungen, aber auch scheinbar normale Konzentrations- und Gedächtnisstörungen mit einem Mangel an Omega-3 zu tun haben können. Das wollen wir uns schon einmal merken (dafür brauchen wir ausreichend Omega-3).

Wozu brauchen wir Fettsäuren auch noch? Wenn man Frauenzeitschriften und Diätratgeber liest, könnte man glauben, dass Fette in der Nahrung pures Gift sind und den Untergang der Menschheit heraufbeschwören. Fett soll u. a. für Übergewicht, Krebs und Herzinfarkt als Hauptbösewicht fast allein verantwortlich sein. Dabei wird übersehen, dass Fette auch einige positive Eigenschaften haben:

- Fette sind Bestandteil der Zellmembranen.
- Fette ermöglichen eine konzentrierte Speicherung von Energie.
- Fette isolieren und regulieren die Körperwärme.
- Fette unterstützen die Aufnahme von fettlöslichen Vitaminen.
- Fette verlängern das Sättigungsgefühl.
- Fette werden für die Bildung von Hormonen benötigt.
- Fette ermöglichen die Aufnahme von Mineralien im Darm.
- Fette werden für die Aufnahme von Calcium im Skelett benötigt.

Fett hat also alles andere als schädliche Eigenschaften! Schon der alte Paracelsus wusste, dass «allein die Dosis macht, ob ein Ding ein Gift ist oder nicht». Das ist beim Fett nicht anders. Zu viel kann genauso schlecht sein wie zu wenig. Neben der Quantität ist aber auch noch die Qualität entscheidend. Fett ist nicht gleich Fett. Olivenöl extra vergine ist nicht mit Schweineschmalz vergleichbar. Ein qualitativ hochwertiges frisches Fischöl ist etwas ganz anderes als ein Sonnenblumenöl, welches zum Braten von Schnitzel verwendet wird.

Die größten qualitativen Unterschiede finden wir zwischen Omega-3- und Omega-6-Fettsäuren. Beide Fettsäuren sind Ausgangspunkt für bestimmte Botenstoffe, die so genannten Prostaglandine. Achtung: Es wird schon wieder wissenschaftlich! Wir brauchen dieses Wissen aber, um zu verstehen, warum Omega-3-Fettsäuren wirklich so gut sind wie der Ruf, den sie haben.

Aus Omega-3 werden die «guten Prostaglandine» gebildet. Sie werden als gut klassifiziert, weil sie die folgenden Eigenschaften haben:

* Thrombozytenaggregation ↓
* Gefäßerweiterung ↑
* Entzündung ↓
* Schmerzen lindern ↓
* Zellteilung ↓
* Immunsystem ↓↑
* Hirnfunktion ↑

Die Thrombozytenaggregation muss ich kurz erklären. Thrombozyten sind unsere Blutplättchen. Um ein Gerinnsel zu bilden und uns bei einer Verletzung vor dem Verbluten zu schützen, müssen diese verklumpen (aggregieren). Wenn sie das aber schon im Gefäß tun, weil bestimmte Risikofaktoren vorliegen, dann kommt es zu einem Herzinfarkt oder einem Schlaganfall. Seit vielen Jahren bekommen daher alle Risikopatienten so genannte Thrombozytenaggregationshemmer, bekannt als Acetylsalicylsäure (ASS) oder noch besser bekannt als Aspirin®. Die immer wieder gern gehörte Behauptung, ASS mache das Blut dünn, ist so nicht korrekt, vielmehr wird ein Teil des Gerinnungssystems behindert. Omega-3 hat also auf die Gerinnung prinzipiell dieselbe Wirkung wie Aspirin®. Man kann allerdings nicht sagen, dass ein Heringsbrötchen exakt die gleiche Wirkung wie ein Aspirin® 100 hat. Nebenbei: Omega-3 wirkt nicht nur ähnlich thrombozytenaggregationshemmend wie ASS, sondern es verdient im Gegensatz zu ASS wirklich den Ruf, «dünneres Blut» zu machen. Eine gute Versorgung mit Omega-3 macht die Zellmembranen der Erythrozyten elastischer, sie können dadurch besser durch die Kapillaren (Haargefäße), die teilweise kleiner sind als die Erythrozyten, flutschen, die Blutviskosität (Dickflüssigkeit) wird also herabgesetzt.

Die anderen Wirkungen erklären sich von selbst. Beim Immunsystem ist man vielleicht überrascht, dass ein Pfeil nach oben und einer nach unten zeigt. Das hat damit zu tun, dass Omega-3 ein schwaches Immunsystem stärkt, aber ein überschießendes Immunsystem bei Autoimmunerkrankungen wie Rheuma oder Asthma nach unten reguliert. Omega-3 ist also ein perfekter Immunmodulator, es bringt das Immunsystem in ein natürliches Gleichgewicht.

Die Wirkung von Omega-6 brauchen wir nicht einzeln zu erwähnen, es ist das Gegenteil von Omega-3: Die Gerinnungsneigung wird verstärkt, die Entzündungsneigung erhöht usw. Weshalb nimmt dann der Körper Omega-6 überhaupt auf? Wenn es so schädlich wäre, hätte die Natur im Laufe der Evolutionsgeschichte Mittel und Wege gefunden, um Omega-6 zu neutralisieren. Die Natur macht doch schließlich nichts ohne Sinn.

Wir brauchen auch die so genannten «schlechten» Prostaglandine aus Omega-6. Bei einer Verletzung muss die Gerinnung funktionieren, die Blutgefäße müssen sich zusammenziehen können, z. B. bei einer Verletzung oder wenn der Blutdruck in unseren Gefäßen zwingend aufgebaut werden muss. Und wir müssen im Falle einer Infektion auch eine richtige Entzündung entwickeln können, um die gefährlichen Krankheitserreger abzuwehren.

Man stelle sich einen Steinzeitmenschen vor, unseren Ur-Ur-Ur ... Großvater, der von einem Säbelzahntiger verfolgt wird. Er muss einen hohen Blutdruck aufbauen, damit er weglaufen oder kämpfen kann. Wenn er gebissen wird, braucht er eine gute Blutgerinnung, damit er nicht verblutet. Und wenn die Wunde sich infiziert, dann benötigt er eine aggressive Immunabwehr, um die Bakterien bekämpfen zu können. Wir brauchen also beide Pole, die Blutdrucksteigerung und die Blutdrucksenkung, die Entzündung und deren Hemmung. Ganz entscheidend ist aber das Gleichgewicht. Und dieses ist in den letzten hundert Jahren durch unsere moderne Ernährung und Lebensweise gewaltig durcheinander geraten.

Nicht die «guten» Prostaglandine aus Omega-3 sind gut und die «schlechten» Prostaglandine aus Omega-6 schlecht, sondern das Ungleichgewicht zwischen den beiden Polen ist schlecht. Dieses Ungleichgewicht ist vermutlich eine der Hauptursachen für die meisten Zivilisationskrankheiten, also Erkrankungen, die in den Industrieländern in den letzten zwei bis drei Generationen explodiert sind und für einen rapiden Anstieg der Gesundheitskosten mitverantwortlich sind!

Omega-3 wirkt nicht nur entzündungshemmend, weil aus diesen Fettsäuren entzündungshemmende Prostaglandine gebildet werden. Sie vermindern gleichzeitig auch die Bildung entzündungsfördernder Prostaglandine. Die Enzyme, die die Umwandlung von Fettsäuren in Prostaglandine bewerkstelligen, sind quasi Maschinen, deren Kapazität aber sehr beschränkt ist. Wenn viel Rohmaterial in Form von Omega-3 bereitsteht, kann weniger Omega-6 verarbeitet werden, als wenn wenig Omega-3 verfügbar ist. Wem das zu viel Biochemie ist, der sei getröstet, es reicht zu wissen, dass Omega-3 auf zwei Wegen entzündungshemmend wirkt!

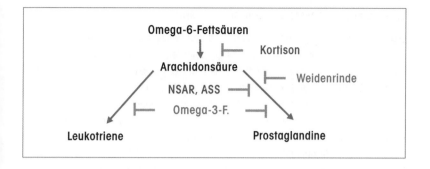

In der Grafik wird, wenn auch stark vereinfacht, die Entzündungskaskade in unserem Körper über die Fettsäuren dargestellt. Die Omega-6-Fettsäure Arachidonsäure ist dabei der zentrale Dreh- und Angelpunkt. Wir können Arachidonsäure mit der Nahrung direkt aufnehmen oder sie aus Linolsäure selber bilden. Die Bildung der Arachidonsäure aus Linolsäure wird durch die Einnahme von Kortison behindert. Das erklärt auch das Wirkprinzip von Kortison (entzündungshemmende Wirkung). Die Arachidonsäure wird dann in entzündungsfördernde Prostaglandine (und auch entzündungsfördernde Leukotriene, die uns aus Gründen der Vereinfachung hier aber nicht mehr weiter interessieren sollen) umgewandelt. Und genau hier können traditionelle Naturheilmittel wie die Weidenrinde helfen. Die Salicylsäure aus der Weide hemmt das umwandelnde Enzym in seiner Arbeit. Gleiches bewirken Medikamente wie ASS (z. B. Aspirin®) oder NSAR (nicht-steroidale Anti-Rheumatika wie Diclofenac oder Ibuprofen). Und auch Omega-3 hemmt die Prostaglandinsynthese aus Omega-6.

Soll man bei Rheuma, Asthma und Neurodermitis die Ernährung ändern? Patienten sagen mir immer wieder, dass ihr Arzt das verneint: «Nein, Ernährung hat nichts mit Rheuma, Asthma und Neurodermitis zu tun. Eine Entzündung lässt sich durch die Ernährung nicht beeinflussen. Essen Sie ganz einfach, was Sie wollen!» Ich hoffe sehr, dass die Ärzte, die ihren Patienten dieses völlig überholte und längst widerlegte Wissen mit auf den Weg geben, langsam aussterben. Überzeugen lassen sie sich vermutlich nicht mehr, denn die entsprechenden Daten liegen seit vielen Jahren vor und sind jederzeit abrufbar.

Der Zusammenhang zwischen Entzündungen und Omega-3 und Omega-6 in der Nahrung sind seit den 60er Jahren des letzten Jahrhunderts bekannt. In den 70er Jahren wurde für diese Erkenntnis zu Recht der Nobelpreis in Medizin verliehen. Leider haben Neurologen, Dermatologen, Internisten, Rheumatologen …, die mit chronischen Entzündungskrankheiten zu tun haben, immer noch nicht realisiert, dass sich Entzündungen nicht nur mit Anti-Rheumatika, Kortison und stärkeren Entzündungshemmern, sondern auch mit der Ernährung behandeln lassen. Es ist höchste Zeit, dass diese Botschaft auch in der Schulmedizin ankommt und Patienten dahingehend beraten werden. Aber leider ist diese Aufklärung zeitintensiv und wenig lukrativ.

Warum kaltgepresste Öle am besten sind

Öle sind empfindlich gegen Oxidation, also das Ranzigwerden. Wenn wir die Butter nicht im Kühlschrank lagern, wird sie irgendeinmal ranzig. Fette und Öle reagieren auf Luft-Sauerstoff umso empfindlicher, je mehr Doppelbindungen sie haben, also je ungesättigter sie sind. Kokosöl ist haltbarer als Butter und diese haltbarer als Olivenöl und dieses ist weniger empfindlich gegen Oxidation als Leinöl oder Fischöl. Darum sollte man Leinöl in kleinen Mengen (Flaschen mit maximal 100 bis 250 ml Inhalt) kaufen und nach Anbruch im Kühlschrank lagern und innerhalb von ein bis zwei Wochen aufbrauchen.

Fette können auch durch Hitze und Raffination geschädigt werden. Hier schon mal eine Entwarnung: Beim Kochen passiert gar nichts! Beim Braten vorsichtig sein. Ohnehin sollten wir nicht zu viel und nicht zu scharf gebratene/gegrillte Lebensmittel essen. Wenn stärkehaltige Lebensmittel wie Kartoffeln zu Frites oder Chips verarbeitet werden, kann gefährliches Acrylamid entstehen. Benzpyrene sind krebserzeugende Substanzen, die im Tabakrauch, beim Rösten von Kaffee und beim Grillen über Holzkohle entstehen. Und aus Fetten können so genannte Transfettsäuren entstehen.

Die Erkenntnisse über Transfettsäuren sind in den letzten Jahren geradezu explodiert. Die Daten waren so erschreckend, dass die AHA (American Heart Association, Gesellschaft der amerikanischen Kardiologen) die Transfettsäuren in der Nahrung als Risikofaktor für Schlaganfall und Herzinfarkt praktisch auf die gleiche Stufe wie Cholesterin und Rauchen gestellt hat! In Amerika ist eine regelrechte Transfettsäurehysterie ausgebrochen. Viele Restaurants werben mit einer transfettsäurefreien Küche, in einigen Städten und Bundesstaaten sind transfettsäurereiche Lebensmittel praktisch verboten und auf nahezu allen industriell hergestellten Lebensmitteln kann der Konsument inzwischen den Transfettsäuregehalt aus der Deklaration ersehen. In Mitteleuropa können wir davon nur träumen.

Wo sind Transfettsäuren drin? Generell kann man sagen: Je höher ungesättigte Fette erhitzt oder je mehr sie raffiniert werden, umso mehr Transfettsäuren können sie enthalten. Kochen ist kein Problem, aber beim Braten können Transfettsäuren entstehen. Besonders dann, wenn angeblich ganz besonders «gesunde» Öle wie etwa Sonnenblumen- oder Maiskeimöl zum Braten verwendet werden. Wahrscheinlich beginnt die Transfettsäurebildung ab einer Temperatur von 130 °C, bei hitzestabileren Ölen vielleicht auch erst bei 180 °C. Trotz intensiven Suchens und trotz der großen Bedeutung dieses Themas habe ich konkrete Daten, welche Öle bei welcher Bratzeit und -temperatur wie viele Transfettsäuren bilden, noch nicht gefunden. 130 °C wird beim Braten nahezu immer überschritten, 180 °C immerhin manchmal. Je höher die Temperatur und je länger die Bratdauer, desto mehr Transfettsäuren bilden sich und landen auf dem Teller, im Magen, in den Gefäßen und im Nervensystem. Und dort gehören sie nun wirklich nicht hin!

Tipps zum Vermeiden von Transfettsäuren beim Braten

- Möglichst wenig braten und grillen.
- Bratpfannen wählen, für die kein oder kaum Öl notwendig ist. Bei guten Bratpfannen reichen schon wenige Tropfen.
- Hitzebeständige Fette/Öle verwenden, zum Beispiel Bratbutter/Ghee, Olivenöl, Kokosöl.
- Pfanne nicht zu stark aufheizen. Der Rauchpunkt sollte auf keinen Fall überschritten werden.
- Bei längerem Braten und bei höherer Temperatur ist das Kokosöl am hitzebeständigsten. Es enthält kurz- und mittelkettige gesättigte Fettsäuren, die auch hitzebeständig sind.
- Öle mit einem hohen Anteil an mehrfach ungesättigten Fettsäuren wie Sonnenblumenöl, Distelöl, Weizenkeimöl, Baum-/ Walnussöl und Leinöl keinesfalls zum Braten verwenden!

Was beim Einkaufen zu beachten ist

Fertigprodukte nach Möglichkeit meiden. Da bei uns Transfettsäuren in den Lebensmitteln nicht deklariert werden müssen (und die Hersteller es im Gegensatz zu den USA nicht freiwillig tun), besteht die einzige Möglichkeit zum Meiden der Transfettsäuren darin, auf Fertigsuppen und -saucen strikt zu verzichten. Eine Sorte Lebensmittel enthält allerdings «Fettsäuren all inclusive»: Wenn auf der Verpackung «teilgehärtet» oder «partiell hydrogeniert» steht, wurde an die Fettsäuren Wasserstoff angelagert, um aus einigen Doppelbindungen Einfachbindungen zu machen, damit das Lebensmittel eine festere Konsistenz bekommt. Bei der chemischen Veränderung werden aber unbeabsichtigt auch einige Cis-Fettsäuren in Trans-Fettsäuren umgewandelt. Solche Lebensmittel sind zu meiden. Wir achten in Mitteleuropa zwar auf genfreie Lebensmittel, aber transfettsäurehaltige Lebensmittel mit einem tatsächlichen Risiko interessieren viele Menschen nicht!

«Lasst die Nahrung so natürlich wie möglich!», Prof. Werner Kollath, 1892–1970, Begründer der Vollwerternährung.

Transfettsäuren in Lebensmitteln	
• Pflanzliche Fette (sofern nicht gehärtet oder erhitzt)	0 %
• Reform-, Diätmargarine	0 %
• Milchprodukte und Fleisch von Wiederkäuern	3 bis 6 %
• Instantsuppen, Fertigsaucen	bis 10 %
• Backwaren (z. B. Kekse, Gipfeli/Hörnchen (Croissant), Blätterteig	bis 15 %
• Margarine	bis 20 %
• Frittierfett (mehrfach benutzt)	bis 30 %
• Backfett (teilgehärtet)	bis 30 %

Billige Margarine enthält Unmengen von Transfettsäuren. Mit der Empfehlung, die «böse» cholesterinhaltige Butter gegen die «gute» cholesterinfreie (aber transfett-säurereiche) Margarine auszutauschen, haben uns Ernährungswissenschaftler, Ärzte und Diätberaterinnen jahrelang einen Bärendienst erwiesen! Eine groß angelegte amerikanische Studie (Nurses Health Study) ergab, dass ein hoher Cholesteringehalt in der Nahrung die Herztodesrate um 17 % erhöht und Transfett-säuren zu einer Verdoppelung führen! Transfettsäuren erweisen sich im Fett als die größte Gefahr – es handelt sich buchstäblich um Killerfette.

Steinzeiternährung – Omega-3-Fettsäuren und Evolution des Gehirns

Gehen wir auf eine kleine Zeitreise. 162 000 Jahre vor Christus, in Mossel Bay zwischen Port Elizabeth und Kapstadt in Südafrika. Eine schön gelegene Bucht am Indischen Ozean, das klingt netter, als es tatsächlich war. Es war die Saale-Kalt-zeit, eine Eiszeit, die Nordeuropa mit Gletschern bedeckte und Afrika in eine kalte Steppenlandschaft verwandelte. Anthropologen nehmen an, dass die klimatischen Verhältnisse die Menschheit damals auf wenige Tausend Menschen schrumpfen ließ. Es war reine Not, welche die Menschen dazu zwang, das Meer als Nahrungs-quelle zu nutzen. Forscher fanden große Mengen von Muschelschalen, die zeigen, dass sich unsere Vorfahren mit Muschelfleisch ernährten, das eine hervorragende Eiweißquelle ist. Was die Menschen damals nicht wussten: Sie nahmen damit auch reichlich Omega-3 zu sich. Viele Anthropologen gehen davon aus, dass der zusätzliche Verzehr an Omega-3 die Hirnfunktionen förderte, was die mensch-liche Evolution beschleunigte. Unsere Vorfahren überlebten nicht nur, sondern sie erfanden auch neue Werkzeuge und Techniken. Darüber hinaus verwendeten sie Pigmente zum Bemalen ihrer Haut. Wir wissen nicht, ob dies aus religiösen oder kosmetischen Gründen geschah, es wird aber als Fortschritt in der Menschheits-geschichte angesehen.

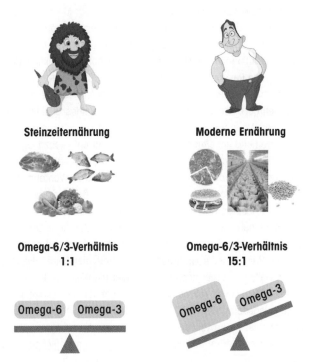

Steinzeiternährung

Moderne Ernährung

Omega-6/3-Verhältnis
1:1

Omega-6/3-Verhältnis
15:1

Omega-6   Omega-3

Omega-6   Omega-3

Kapitel 1   Grundlagen

25

Die Menschen von Mossel Bay starben nicht nur nicht aus, sie entwickelten und vermehrten sich und wanderten an der Ostküste von Afrika nach Norden. Der Indische Ozean und die großen ostafrikanischen Seen versorgten sie weiterhin mit Omega-3. Einige Zehntausend Jahre später waren ihre Nachfahren am Horn von Afrika. Die Wissenschaft nimmt heute an, dass es nicht mehr als 150 Menschen waren, welche die Meerenge zwischen Afrika und Asien vor etwa 50 000 Jahren überquerten und von dort alle Kontinente (außer der Antarktis) besiedelten. Ohne Omega-3 wäre dies wohl nicht möglich gewesen.

Machen wir einen weiteren Sprung in die Zukunft. Wir befinden uns jetzt in einer Zeit vor ca. 30 000 Jahren. Zwei Gruppen von Menschen bevölkern spärlich die kalten Steppen des von der Würm-Eiszeit gebeutelten Mitteleuropas. Die Neandertaler, die schon lange vor unseren Vorfahren in Europa lebten, und unsere direkten Ahnen lebten nebeneinander, werden sich selten begegnet sein und haben sich – wenn auch in geringem Maße – miteinander vermischt (wir tragen heute etwa 1 bis 3 % Neandertalergene in uns). Sie sind also gar nicht ganz ausgestorben, nur rein-rassige Neandertaler gibt es eben nicht mehr.

Früher ging man davon aus, dass Neandertaler und Vor-Mensch gegeneinander gekämpft haben und der schlauere Mensch den eigentlich körperlich kräftigeren Neandertaler besiegt und schließlich ausgerottet hat. Doch wir wissen heute, dass die biologische Evolution viel subtiler abläuft. Unter hohem Selektionsdruck, der in einer unwirtlichen, an Ressourcen armen Umgebung während der Eiszeit herrschte, überlebten von ähnlichen Rassen diejenigen, die kleinste Vorteile beim Überleben und beim Vermehren aufwiesen. Es bedarf also gar keines direkten Kampfes, es reicht, wenn unsere Vorfahren ein ganz klein wenig erfolgreicher in der Beschaffung von Nahrung waren und unseren steinzeitlichen Konkurrenten sozusagen die Butter vom Brot genommen haben. Was hat unsere Ur-Ur-Ur-Großväter und -mütter aber so erfolgreich gemacht? Es war wieder einmal Omega-3. Während die Neandertaler ihren Eiweißbedarf praktisch nur aus rotem Fleisch deckten, erweiterten unsere Vorfahren ihren Speiseplan auch durch Fische und Muscheln aus Meer, Bach oder See. Anthropologen nehmen heute an, dass die erhöhte Zufuhr an DHA und EPA aus diesen Nahrungsquellen zu einer besseren Hirnentwicklung und einem smarteren Verhalten führte. Wenn unsere Großmütter und Großväter keinen Fisch gegessen hätten, würden vielleicht immer noch Neandertaler die Welt bevölkern.

Und heute? Die Menschheit ist aktuell nicht mehr diesem evolutionären Druck wie zu Eiszeit ausgesetzt. Wir sind nicht in Gefahr auszusterben – es sei denn, kriegerische Ereignisse, Umweltverschmutzung oder Klimakatastrophe bedrohen unser Leben. Eine gute Hirnfunktion ist so oder so von entscheidender Bedeutung. Und was benötigen wir dafür? Richtig – wieder einmal Omega-3. Wenn wir einen Blick in die Länder werfen, in denen die Kinder in den letzten Jahren in den PISA-Studien besonders erfolgreich abgeschnitten haben, sind das Japan, Korea und Hongkong-China. Meine Forschungsarbeit mit Daten aus 64 Ländern, in denen komplettes Material verfügbar war, hat gezeigt, dass die drei Faktoren Bruttoinlandprodukt, Internetnutzung und Fischkonsum zusammen 72 % der internationalen PISA-Ergebnisse erklären. Ein geringer Konsum an Fisch beziehungsweise Omega-3-Fettsäuren macht die Schüler dumm! Die asiatischen Volkswirtschaften mit ihrem hohen Omega-3-Konsum sind gerade dabei, Amerika und Europa ökonomisch zu überholen. Sicher hat das viele Gründe. Einer könnte sein, dass Sushi langfristig Hamburger schlägt, weil Omega-3 schlauer als Omega-6 macht.

Ernährung heute

Wir Menschen – zumindest in Europa und in Nordamerika – haben uns in den letzten Jahrzehnten ein diätetisches Paradies geschaffen. In jedem Supermarkt gibt es eine Vielfalt an Nahrungsmitteln aus aller Welt. Gemüse, Obst (und das zu allen Jahreszeiten), frisch oder tiefgekühlt, eine weltweit einmalige Auswahl verschiedener Brotsorten, einschließlich Vollkornbrot, Fleisch aller möglichen Tiere, von Rind bis Känguru, von Huhn bis Strauß, Fische aus allen Weltmeeren und eine kaum aufzuzählende Auswahl an industriell hergestellten Fertigprodukten vom «Energieriegel» bis zum kompletten Abendessen in einer Packung sind zu erschwinglichen Preisen erhältlich.

Der Konsument kann sich heute problemlos glutenfrei, laktosefrei, vegetarisch, vegan oder ökologisch einwandfrei ernähren – wenn er dies will. Er kann seinen gesamten Energiebedarf aber auch mit Fertigprodukten wie Tiefkühlpizza, Cola, Kartoffelchips und Süßigkeiten decken (und dabei sogar deutlich überschreiten). Leider ging das nur mit der Industrialisierung der landwirtschaftlichen Produktion und einer Globalisierung des Handels mit Lebensmitteln und Tierfutter. Für eine Kalorie Energie in tierischen Lebensmitteln (Ei, Milch, Rind, Huhn, Schwein) müssen wir etwa 10 bis 15 Kalorien pflanzliche Nahrungsenergie einsetzen. Die Massentierhaltung ist also eine ungeheure Verschwendung von Lebensmitteln. Wir haben weltweit überhaupt keinen Mangel an Lebensmitteln, wir vergeuden nur über 90 % der Energie, wenn wir die Nahrungsmittel den Schweinen buchstäblich zum Fraß vorwerfen. Nun muss nicht jeder zum Vegetarier oder gar Veganer werden – obwohl dies aus gesundheitlichen, ökologischen und ethischen Gründen nicht am schlechtesten wäre –, aber alle Ernährungswissenschaftler sind sich einig, dass der hohe Konsum von tierischen Lebensmitteln in der heutigen Form unserer Gesundheit alles andere als zuträglich ist.

Wie können wir unsere Tiere überhaupt mästen? Unsere Landwirtschaft kann längst nicht mehr genügend Futter produzieren, um die Schweinetröge zu füllen. Die Zeiten, als das Rind auf dem Bauernhof mit dem Gras der Weide und dem selbst erzeugten Getreide auskam, sind längst vorbei. Ein Großteil des Futters wird aus der so genannten Dritten Welt eingeführt. Insbesondere ist hier Soja als wichtige Fett- und Eiweißquelle zu nennen. Sojaschrot – besser wäre der Begriff «Sojaschrott» – enthält als Fett natürlich Sojaöl. Sie besteht zu etwa 5 % aus der Omega-3-Fettsäure Alpha-Linolensäure, aber zu über 50 % aus der Omega-6-Fettsäure Linolsäure. Diese Fettsäuren gelangen aus dem Futter ins Fleisch, von dort auf unseren Teller und in unseren Körper. Der Omega-6/3-Quotient liegt also bei etwa 10, er sollte aber bei 5, besser noch bei 3 liegen. Durch den großen Konsum verschlechtert sich der Fettsäurequotient in unserem Körper in Richtung Entzündung, Bluthochdruck, Krebsneigung usw. Allen Folgeschäden, von den klassischen Entzündungskrankheiten wie Rheuma und Neurodermitis, den großen arteriosklerotischen Erkrankungen wie Herzinfarkt und Schlaganfall sowie praktisch allen Krebsarten, wird mit fleischreicher Ernährung Vorschub geleistet. Beim Verzehr von Fleisch mit «natürlicher Ernährung», zum Beispiel von Alpenkühen ohne Zufütterung oder Wildtieren, hätten wir etwas weniger Probleme. Diese Tiere fressen lokale Gräser, Flechten und Kräuter mit einem hohen Omega-3-Gehalt, so dass auch das Fleisch dieser Tiere einen besseren Omega-6/3-Quotienten aufweist.

Die Nahrungsmittelindustrie verdummt uns also, wenn sie uns glauben machen will, dass Fleisch ein Stück Lebenskraft ist, ohne welches wir nicht auskommen. Den Preis für die Massentierhaltung müssen die kommenden Generationen aufgrund der riesigen und unnötigen Verschwendung von ökologischen Ressourcen tragen. Die «Fleischfresser» zahlen aber auch ihren Preis, indem sie häufiger an den so genannten «Zivilisationskrankheiten» Arteriosklerose, Krebs und Autoimmunkrankheiten leiden – vor allem wegen der hohen Zufuhr an Omega-6 bei gleichzeitig niedriger Zufuhr an Omega-3. Die Verdummung ist auch buchstäblich gemeint, wenn wir wissen, dass genau diese Ernährung zu niedrigeren Intelligenzquotienten bei unseren Kindern und dem häufigeren Auftreten von Demenz im hohen Alter beiträgt. Weniger Fleisch essen, vor allem wenn man an einer der erwähnten Krankheiten leidet! Ja, vielleicht sogar eine Zeitlang ganz darauf verzichten. Einmal die Woche wäre empfehlenswert (wir erinnern uns an den guten alten Sonntagsbraten, den es früher gab). Und dann soll es ein gutes Stück Fleisch sein, z. B. vom Bio-Bauernhof oder Wildfleisch. Damit ist nicht nur dem ökologischen System Erde geholfen, sondern auch dem Menschen. Ansonsten öfter Fisch essen – besonders fetten. Ein- bis zweimal in der Woche ist noch vertretbar. Als Pflanzenöl Omega-3-reiches Lein-, Raps- und Hanföl und das neutrale (weil Omega-9-reiche) Olivenöl verwenden. Möglichst wenige Fertigprodukte wie Fertigsuppen, -saucen usw. konsumieren. Scharf gegrillte und gebratene fettige Lebensmittel meiden.

Kapitel 2

Krankheiten

Wo hilft Omega-3?

Im ersten Kapitel wurde die Wirkung von Omega-3 erklärt. Demzufolge müsste Omega-3 ein wahres Wundermittel sein, welches bei nahezu allen Krankheiten vorbeugend oder lindernd wirken kann. In diesem Kapitel werden wir einzelne Krankheiten anschauen. Von vielen natürlichen Substanzen (z. B. Noni-Saft, Aloe-vera-Gel oder Chlorella-Algen) wird von geradezu sensationellen Heilerfolgen berichtet. Nur finde ich in medizinischen Datenbanken, die alle hochrangig wissenschaftliche Studien enthalten, fast keine «harten» Daten dazu. Anders bei Omega-3. Allein in der größten medizinischen Datenbank PubMed gibt es 3092 Studien, die sich nur mit Omega-3 befassen – Stand 11.8.2017. Am 18.8. sind es schon 3096, d. h. allein in einer Woche sind vier neue Studien dazugekommen. Und das sind echte klinische Studien, nicht nur Veröffentlichungen. Die Therapie mit Omega-3 – und dies sei den «Schulmedizinern» und «Naturheilkundeskeptikern» gesagt – darf mit Fug und Recht als evidenzbasiert bezeichnet werden. Die Evidence Based Medicine, also die beweisgestützte Medizin, ist heute das Nonplusultra in der medizinischen Therapie. Der Naturheilkunde und der Ernährungsmedizin wird ja immer wieder vorgeworfen, dass es keine wissenschaftlichen Beweise für die behaupteten Wirkungen gebe. Zumindest für die Vorbeugung oder die Behandlung zahlreicher Erkrankungen gibt es inzwischen nicht mehr widerlegbare Beweise für die Wirksamkeit von Omega-3. Wir bewegen uns hier also nicht im Bereich der Alternativmedizin oder gar der Esoterik, sondern haben eine wissenschaftlich fundierte Therapie vor uns, die den Vergleich einer Behandlung mit Beta-Blockern, Antibiotika oder Kortison von der wissenschaftlichen Beweislage her nicht zu scheuen braucht.

Wenn Sie dieses Kapitel gelesen haben, werden Sie Omega-3 bestimmt auch als Panazee (griech. Panakeia = Πανάκεια = alles heilend) betrachten. Im arzneimittelrechtlichen Sinne ist es eine Nahrungsergänzung, aber eigentlich ist es ein diätetisches Lebensmittel. Und das meine ich ganz wörtlich: ein Mittel zum Leben.

Entzündung

Rheuma, Asthma ... – wenn der Körper sich selbst bekämpft

Seit zwei bis drei Generationen beobachten Ärzte ein merkwürdiges, unerklärliches Phänomen. Erkrankungen wie Rheuma, Asthma, Neurodermitis, Colitis (Darmentzündung), Hashimoto (Schilddrüsenentzündung) und viele weitere explodieren geradezu. All diesen Erkrankungen liegt dieselbe Ursache zugrunde: Unser Immunsystem zeigt eine Überreaktion – zumindest teilweise – und greift nicht nur feindliche Bakterien, Viren und Pilze an, sondern auch Strukturen unseres eigenen Körpers – Gelenke, Haut und andere Organe. Wahrscheinlich hängt das auch mit der Ernährung im Allgemeinen und mit Omega-3 im Besonderen zusammen.

Anthropologen haben herausgefunden, dass die Nahrung unserer steinzeitlichen Vorfahren einen Omega-6/3-Quotienten von etwa 1:1 hatte. Sie hatten Gräser, Kräuter und Früchte gegessen. Natürlich waren sie auch Fleischesser. Die Mammutherden zogen aber nur zweimal im Jahr vorbei. Und das Fleisch enthielt mehr Omega-3-Fettsäuren als das der heutigen Masttiere, da die Tiere auch viel Omega-3-reiche Nahrung verzehrten. Außerdem aßen unsere Vorfahren häufig Fisch. Ich habe kürzlich die Forderung eines Wissenschaftlers gehört, man solle nicht mehr vom «Jäger und Sammler», sondern eher vom «Fischer und Sammler» sprechen. Das Omega-6/3-Verhältnis von 1:1 war für das vorzeitliche Gehirn optimal für die Versorgung mit Omega. Und dieser Umstand hat damit wohl maßgeblich zur Entwicklung des Homo sapiens, des «weisen» Menschen, beigetragen.

Die meisten Menschen lieben die mediterrane Ernährung. Damit ist aber nicht die Tiefkühlpizza «Salami» mit einem halben Liter Rotwein gemeint. Die echte mediterrane Ernährung bestand bis Anfang der 60er Jahre meistens aus mehr Fisch als Fleisch, viel Salat, Obst und Gemüse. Und natürlich durfte ein Gläschen Rotwein auch mit dabei sein. Diese Ernährung führt tatsächlich zu einem Omega-6/3-Quotienten von etwa 2:1. Und in Mitteleuropa? Da gab es früher einmal die Woche den berühmten Sonntagsbraten, weil Fleisch sehr teuer war. Fisch gab es auch mindestens einmal pro Woche, weil er billig war. Und beim Pflanzenöl waren es nicht das Omega-6-lastige Sonnenblumenöl oder Distelöl, sondern das Omega-3-reiche Lein- oder Rapsöl. Das ergab einen Quotienten von etwa 3.

Und welcher Quotient ist ideal?

In der Primärprävention, also wenn man eine Erkrankung vermeiden will, muss der Quotient unter 5, besser sogar unter 3 sein. In der Sekundärprävention ist eine Krankheit bereits ausgebrochen. Ziel ist, diese zu heilen oder zu lindern oder krankheitsbedingte Komplikationen zu vermeiden. Dafür sollte der Quotient auf jeden Fall unter 2,5 sein. Nur so können wir sicher sein, dass es weniger Entzündungen gibt und Erkrankungen wie Rheuma vermieden oder gelindert werden können. Mit welcher Nahrung oder mit welchen Nahrungsergänzungen das zu erreichen ist, erfahren wir später. Meine Behauptungen sind mit wissenschaftlichen Studien belegt. Nach einer Aussage ist meist eine Zahl in Klammer, die auf das wissenschaftliche Zitat hinweist (**www.dr-schmiedel.de/literaturliste-buch**). Ich habe mir Zeit genommen zu belegen, dass es sich nicht wie bei den meisten «Wundermitteln» um phantastische Versprechungen, sondern um wissenschaftlich klar belegte Fakten handelt.

Rheuma

- Eine gute Versorgung mit Omega-3 beugt rheumatischen Erkrankungen vor. Eine bis drei Portionen Fisch pro Woche senken das Risiko um 20 bis 24 % (1).
- Eine hohe Zufuhr von Omega-3 verbessert die Symptomatik. Bei der Einnahme von mehr als 3 g Omega-3 über mehr als 3 Monate vermindern sich Gelenkschwellungen, Morgensteifigkeit und Funktionsstörungen der Gelenke (2).
- Mit Omega-3 können konventionelle Medikamente eingespart und damit Nebenwirkungen reduziert werden (3).

Bei Autoimmunkrankheiten muss mit Omega-3 geklotzt werden. Bei Rheuma tritt die Wirkung nicht nach wenigen Tagen ein, es braucht mehrere Monate Geduld. «Mini-Dosen» von ein bis drei Kapseln sind absolut ungenügend. 2 g oder mehr müssen es sein – das ist schon ein großer Schluck aus der Omega-Pulle. Dies entspricht 12 normalen Fischölkapseln oder einem Esslöffel natürlichem Fischöl.

Also: Gelenke schmieren – und zwar mit reichlich Fischöl!

Kasuistik

Eine 23-jährige Rheumatikerin kam in meine Praxis. Sie klagte über starke Morgensteifigkeit und Schmerzen in den Finger- und Handgelenken. Obwohl sie eine hohe Kortisondosis von immerhin 40 mg Prednisolon einnahm, lag ihre BSG bei 40/80. Dieser Entzündungsmarker liegt bei Gesunden unter 10/20 – sie hatte also einen richtigen Rheumaschub. Der Rheumatologe riet ihr zu wöchentlichen Rheumaspritzen. Die junge Frau wollte nicht bis zum Lebensende Rheumaspritzen bekommen und suchte deshalb eine Alternative. Bei Bluttests stellte sich heraus, dass sie einen ernsthaften Vitamin-D-Mangel hat. Eine gute Vitamin D-Versorgung ist auch gut gegen chronische Entzündungen. Ihr Omega-6/3-Quotient lag bei katastrophalen 71, weil sie seit der Kindheit praktisch keinen Fisch gegessen hatte. Ich behandelte sie mit einer hohen Dosis Vitamin D und schlug ihr wegen ihrem außergewöhnlich schlechten Omega-Wert die Einnahme von 2 EL Fischöl vor. Obwohl sie Fisch nicht mochte, konnte sie das Fischöl geschmacklich gut tolerieren.

Nach 3 Monaten lag der Quotient bei 4,8. Die Blutsenkung hatte sich bei 10/20 normalisiert, obwohl sie selbst stufenweise ihr Kortison von 40 mg auf nur noch 2,5 mg pro Tag reduziert hatte. Nur einmal in der Woche klagte sie über Morgensteifigkeit, ansonsten fühlte sie sich beschwerdefrei. Nach weiteren 3 Monaten war die Blutsenkung mit 6/14 noch besser geworden und sie hatte überhaupt keine Beschwerden mehr, obwohl sie nur noch 1 EL Fischöl nahm und das Kortison ganz abgesetzt hatte. Fleisch, Wurst und Käse aß sie sehr wenig oder gar nicht. Wenn sie sich weiterhin an die Empfehlungen hält, besteht die große Chance, dass das Rheuma auch nicht wiederkommt. Ihr Rheumatologe hielt das alles für Blödsinn und empfahl ihr trotz des guten Ansprechens auf die Ernährungsumstellung weiterhin die Rheumaspritze.

Wenn die junge Frau nicht an Rheuma erkrankt wäre, hätte sie wahrscheinlich über kurz oder lang eine andere Entzündung entwickelt. Wenn bei so schlechten Werten etwas geändert wird – und das sehr konsequent –, dann sind solche Heilerfolge möglich. Leider können sich viele Rheumatologen immer noch nicht vorstellen, dass mit der Ernährung viel erreicht werden kann. Die Studien wollen viele gar nicht zur Kenntnis nehmen.

Blutdruck

Gefäße mit Omega-3 schmieren und vom Druck entlasten

Bluthochdruck ist eine Geißel in den westlichen Industrieländern. Und was ist der Stellenwert von Omega-3? Wirkt Omega-3 tatsächlich wie eine Blutdrucktablette? Ja, das tut sie. Und das ist auch wissenschaftlich eindeutig nachgewiesen. Wir wissen inzwischen sogar ganz genau, über welche Mechanismen Omega-3 den Blutdruck senkt:

- Omega-3 senkt die Entstehung von Prostaglandinen der Gruppe 2, die Kochsalz im Körper zurückhalten (Natrium steigert den Blutdruck, Omega-3 hat also quasi eine «Anti-Salz-Wirkung»).
- Omega-3 erhöht die Entstehung von Prostaglandinen der Gruppe 3, die Kochsalz über die Nieren ausscheiden helfen (Wirkung wie ein Diuretikum, also ein Entwässerungsmittel).
- Omega-3 erhöht die Entstehung von Prostaglandinen der Gruppe 3, welche die Gefäße erweitern (Wirkung wie ein Kalziumantagonist, der das Gleiche tut).
- Omega-3 senkt die Sympathikusaktivität. Der Sympathikus ist der Teil des vegetativen Nervensystems, der anregt und für Stress zuständig ist. Omega-3 beruhigt das Nervensystem und senkt außerdem die Herzfrequenz, was das Herz ökonomischer schlagen lässt (Wirkung wie ein Beta-Blocker).
- Omega-3 trägt zur Gewichtsreduktion bei (siehe Kapitel Gewicht). Eine Gewichtsreduktion geht mit einer Blutdrucksenkung einher.
- In einer Meta-Analyse registrierte man umso weniger ein Neuauftreten von Bluthochdruck, je mehr Fisch verzehrt wurde und je mehr Omega-3 im Blut vorhanden war (4).
- Bei bestehendem Bluthochdruck trägt Omega-3 dazu bei, den Blutdruck zu senken (5).

Omega-3 vereint also die Wirkung einiger der wichtigsten Blutdruckmittel in der Medizin – allerdings ohne die Nebenwirkungen, die diese Mittel nicht selten haben. Mineralverlust bei Diuretika, dicke Beine oder Verstopfung bei Kalziumantagonisten, Impotenz, Atemnot, Psoriasis oder Depression bei Beta-Blockern sind bei Omega-3 nicht bekannt. Omega-3 hat eine regulative Wirkung – ein Zuviel wird gedämpft, das Normale oder das Zuwenig bleibt aber unangetastet. Der Blutdruck kann also nicht in den Keller rasseln.

Damit ist Omega-3 das perfekte Blutdruckmittel. Einen Wermutstropfen gibt es. Die blutdrucksenkende Wirkung ist qualitativ wie versprochen, quantitativ aber nicht sehr ausgeprägt. In Studien wurde eine durchschnittliche Senkung von 2–5 mmHg beobachtet. Das lässt sich im Einzelfall manchmal gar nicht feststellen. Im Kollektiv kann es aber eine unglaubliche Wirkung haben: Wenn alle Hypertoniker eine solche Blutdrucksenkung haben würden, gäbe es allein mehrere Tausend Schlaganfälle und Herzinfarkte weniger – und dies Jahr für Jahr. Selbst wenn man damit nicht immer die Medikamentenfreiheit gewährleisten kann, kommt man möglicherweise mit einer geringeren Dosis aus.

Schlaganfall

Omega-3: ASS, Beta-Blocker und ACE-Hemmer

Ein Schlaganfall ist nebst einem Herzinfarkt und einer Krebserkrankung eine der drei häufigsten Todesursachen in Mitteleuropa und die häufigste Ursache für eine bleibende, schwerwiegende Behinderung. Dabei wäre er relativ leicht zu vermeiden. Das Wichtigste ist das Vermeiden eines zu hohen Blutdrucks. Hier kann Omega-3 einen entscheidenden Beitrag leisten (siehe Kapitel Bluthochdruck). Dabei vereint Omega-3 nicht nur die Wirkung verschiedener Blutdruckmedikamente, sondern hat auch noch eine ASS-artige Wirkung (ASS steht für Acetylsalicylsäure, besser bekannt als Aspirin®, siehe Kapitel Grundlagen). Eine Meta-Analyse bei einer halben Million Menschen mit fast 10 000 Schlaganfällen ergab ein signifikant geringeres Risiko bei einer guten Omega-3-Versorgung (6).

Omega-3 belastet den Magen nicht und hat prinzipiell die gleiche Wirkung auf die Gerinnung wie das ASS. Jeder Schlaganfallgefährdete kann unbedenklich Omega-3 zum Schutz einnehmen und macht damit nichts falsch. Kleine Einschränkung: Wenn ASS zusätzlich angezeigt ist oder sogar noch ein weiteres Medikament genommen wird, das die Gerinnung bremst, so kann das in Kombination zu einem erhöhten Blutungsrisiko führen. Wer bei Einnahme von Omega-3 und weiteren Gerinnungshemmern merkt, dass er bei einer Verletzung länger blutet oder leichter blaue Flecken bekommt, sollte den Arzt konsultieren, um abzuklären, ob die anderen Gerinnungshemmer oder deren Dosis reduziert werden können. Im Zweifel muss die Dosis von Omega-3 reduziert oder bei starker Blutungsgefahr ganz abgesetzt werden. Ich habe das bei der Kombination von ASS und Omega-3 aber noch nie erlebt. Aber Vorsicht ist die Mutter der Porzellankiste. Man beginnt mit einer kleinen Dosis, z. B. ½ TL Fischöl oder zwei konventionellen Fischölkapseln oder einer höher dosierten Kapsel, und steigere sie wöchentlich um diese Dosis, bis die Zieldosis erreicht ist. Sollte es vermehrt zu blauen Flecken kommen oder sogar zu Blutungen (z. B. Nasenbluten), dann empfehle ich, mit Omega-3 zu pausieren und dann mit der Dosis weiterzufahren, bei der es zu keiner Blutung gekommen ist.

Herzinfarkt

Warum jeder Patient mit KHK Omega-3 nehmen sollte

Bluthochdruck ist einer der Hauptrisikofaktoren für einen Herzinfarkt. Wir wissen, dass Omega-3 eine schützende Funktion hat. Daneben wirkt Omega-3 aber auch wie ein Beta-Blocker beruhigend auf das vegetative Nervensystem, senkt die Triglyceride (Blutfette) und lindert die Folgen von Stress auf Nerven und Gefäße.

Studien haben tatsächlich gezeigt, dass Menschen, die Omega-3 einnehmen, in einem gewissen Maß vor einem Herzinfarkt geschützt sind. Von epidemiologischen Studien an großen Bevölkerungsgruppen wissen wir das seit Jahrzehnten. So haben Eskimos (politisch korrekt: Inuit) bei traditioneller Ernährung mit einem hohen Anteil an Omega-3 (der Fettanteil bei der Eskimo-Kost liegt bei 60 % und setzt sich fast ausschließlich aus Fisch, Wal und Robbe zusammen – alle mit einem hohen Omega-3-Anteil) deutlich weniger Herzinfarkte. Wenden sich die Eskimos von ihrer Lebensweise ab (auch in Grönland und in Alaska gibt es mittlerweile Fast-Food-Restaurants) oder emigrieren und stellen die Kost um, kommt es nach wenigen Jahren zu einer Angleichung respektive zu einem Anstieg der Herzinfarktrate. Ein Herzinfarkt hat also weniger mit Genetik als mit der Ernährung zu tun! Niemand hält uns aber davon ab, es den Inuits in Sachen Ernährung gleichzutun. Okay, es ihnen gleichzutun, dürfte für uns schwierig sein, denn 60 % unserer Nahrung in Form von fettem Fisch zu essen, wird dann doch nicht für jeden zumutbar sein. Aber 1 EL Fischöl lässt sich schon in unsere Kost integrieren. Optimal ist auch hier die Messung der Fettsäuren: Den Omega-6/3-Quotienten von unter 1 der Inuits werden wir kaum erreichen. Der von einem Herzinfarkt Bedrohte sollte dem Quotienten von 2,5 aber sehr nahe kommen. Wer schon einmal einen Herzinfarkt erlitten hat wegen Arteriosklerose der Herzkranzgefäße, ein Gefäß dehnen lassen oder sich einer koronaren Bypass-Operation unterziehen musste, gehört zur Hochrisiko-Gruppe. Hier ist ein Omega-6/3-Quotient von unter 2,5 geradezu ein Muss. Gemäß Studien führt die Zufuhr von mindestens 2 g Omega-3-Fettsäuren etwa zur Halbierung des Herzinfarktrisikos (7). Hier konnte eindeutig gezeigt werden, dass Alpha-Linolensäure aus pflanzlicher Quelle zu keiner signifikanten Senkung des Risikos führt, dagegen mit Omega-3 aus maritimer Quelle fast eine Halbierung resultierte (8).

Plötzlicher Herztod

Hoher Omega-3-Index schützt vor plötzlichem Herztod

Bleiben wir herzlich! Eine der häufigsten Todesursachen in den westlichen Industrieländern ist heute der plötzliche Herztod. Dieser wird meist durch eine gefährliche Herzrhythmusstörung namens Kammerflimmern verursacht. Omega-3 besitzt die phantastische Fähigkeit, die elektrischen Aktivitäten in Herz-Nerven- und -Muskelzellen so weit zu stabilisieren, dass gefährliche Herzrhythmusstörungen sehr viel weniger auftreten.

In einer großen Studie wurde der Omega-3-Index mit den tödlichen Herzrhythmusstörungen verglichen. Bei einem guten Omega-3-Index von über 8 % besteht ein deutlich geringeres Risiko für eine tödliche Rhythmusstörung als bei einem Omega-3-Index von unter 4 %. Und jetzt kommt die Sensation: Das Risiko ist bei guter Omega-3-Versorgung um etwa 90 % kleiner (7)! Bei Patienten mit Herzrhythmusstörungen bestehe ich mittlerweile noch mehr als bei anderen Krankheiten auf der Messung der Fettsäuren. Ich steigere die Dosis und kontrolliere die Werte so lange, bis ein Omega-3-Index von über 8 % erreicht ist. Manche brauchen dafür «nur» 2 g Fischöl, viele aber deutlich mehr.

Auf jedem Flughafen, an jedem Bahnhof und an vielen weiteren öffentlichen Orten befinden sich mittlerweile elektrische Defibrillatoren (Defi), mit denen auch Laien einem Menschen mit einem Kammerflimmern mit etwas Glück das Leben retten können. Das ist sehr lobenswert, dass man sich um die Menschen mit gefährlichen Herzrhythmusstörungen kümmert, wenn das Kind schon in den Brunnen gefallen ist. Wäre es nicht sinnvoller, die Bevölkerung zu Maßnahmen zu bewegen, mit denen die meisten dramatischen Ereignisse von vornherein verhindert werden könnten?

Also: Besser zu Omega-3 animieren als mit dem Defi zu reanimieren!

Ja, aber gibt es nicht Medikamente, die vor Herzrhythmusstörungen schützen? Es gibt sie. Das große Problem: Alle sogenannten Antiarrhythmika, die bei schweren Herzrhythmusstörungen eingesetzt werden, vermindern Rhythmusstörungen und erzeugen aber gleichzeitig auch solche – und die sind dann meist sehr gefährlich. Das weiß man seit etwa 30 Jahren, als man in einer Studie Patienten mit Herzrhythmusstörungen ein starkes Antiarrhythmikum gab, welches die Rhythmusstörungen auch deutlich besser reduzierte als das Placebo – aber es starben auch viel mehr Menschen. Seitdem sind die Kardiologen in der medikamentösen Behandlung von Herzrhythmusstörungen viel vorsichtiger geworden. Wichtig: Medikamente jetzt nicht sofort absetzen. Bei Unsicherheit den Kardiologen fragen, ob man überhaupt eines benötigt und ob der Nutzen das Risiko wirklich überwiegt und ob er seiner eigenen Mutter in dieser Situation dasselbe Medikament geben würde. Zögert er dann mit der Antwort eine Sekunde zu lang, würde ich eine Zweitmeinung bei einem anderen Kardiologen einholen.

In jedem Fall sollte man bei Herzrhythmusstörungen Omega-3 nehmen – auch wenn schon ein Medikament eingenommen wird. Es ist mir kein Fall und auch keine Studie bekannt, die gezeigt hätte, dass die Kombination eines Antiarrhythmikums mit Omega-3 bedenklich ist. Vermutlich wird die rhythmusstabilisierende Wirkung durch Omega-3 potenziert und möglicherweise die pro-arrhythmische Wirkung abgeschwächt. Eine Einnahme eines Antiarrhythmikums bei Herzrhythmusstörungen sollte man überdenken. Die alleinige oder zusätzliche Einnahme von Omega-3 ist hier ein absolutes Muss. Ist der Patient sehr gefährdet, weil er vielleicht schon mal eine gefährliche Rhythmusstörung hatte, würde ich auch unbedingt mit der Fettsäureanalyse den Omega-3-Index auf über 8 % bringen wollen.

Arrhythmia absoluta

Wenn im Herzen alles durcheinandergeht

Die Rhythmusstörungen im vorigen Kapitel kamen aus der Herzkammer. Es sind so genannte ventrikuläre Extrasystolen (Einzelschläge) oder Tachykardien (schnelle Herzschlagfolgen aus der Kammer, die in das Kammerflimmern übergehen können). Die absolute Arrhythmie (AA) kommt aus dem Vorhof und ist nicht akut lebensgefährlich. Allein in Deutschland gibt es Millionen von Menschen mit AA (= Arrhythmia absoluta), auf Deutsch auch Vorhofflimmern genannt. Dabei schlägt der Vorhof des Herzens, der auch Taktgeber ist, nicht mehr rhythmisch, sondern völlig durcheinander. Dieses AA ist glücklicherweise nicht so gefährlich wie das Kammerflimmern, das nur wenige Minuten mit dem Leben vereinbar ist. Aber es ist auch nicht ganz harmlos. Die gefährlichste «Nebenwirkung» von AA ist der Schlaganfall durch ein Gerinnsel aus dem Vorhof, das sich im «stehenden Blut» gebildet hat.

Omega-3 hat sich beim Erhalt des Sinusrhythmus bewährt. Je besser Menschen mit Omega-3 versorgt sind (auch hier sollte ein Omega-3-Index über 8 % angestrebt werden), umso größer ist die Wahrscheinlichkeit, dass der gute Sinusrhythmus (SR) erhalten bleibt. Es gibt zwar keine Garantie, aber jeder Patient mit AA sollte einige Monate eine sehr gute Versorgung mit Omega-3 anstreben (je nach Ausgangswert des Omega-3-Indexes werden meist 2 bis 4 g natürliches Omega-3 nötig sein), um herauszufinden, ob es danach zu weniger oder kürzeren Phasen von AA kommt. Im Erfolgsfall ist diese Dosis beizubehalten. Wenn dauerhaft ein stabiler SR erzielt und auch dokumentiert werden kann, dürfen – nach Rücksprache mit den behandelnden Ärzten! – die Gerinnungshemmer unter Umständen auch wieder abgesetzt werden.

Eine gute Omega-3-Versorgung vermindert das Risiko des Vorhofflimmerns um 34 %. Wenn es erfolgreich behandelt worden ist, vermindert es das Wiederauftreten um 26 % (9). Bei Einnahme von Omega-3 vor einer geplanten Kardioversion (Rückführung des Vorhofflimmerns in den normalen Rhythmus) kommt es zu 37 % weniger Rückfällen. Nimmt man Omega-3 mindestens 4 Wochen vor der Kardioversion, wodurch die Versorgung des Herzmuskels mit Omega-3 deutlich besser ist, wird ein Rückfall um ganze 71 % vermindert (10). Beim Risiko zu einem Vorhofflimmern oder bei einem wiederholten Auftreten oder wenn eine Kardioversion geplant ist, wird die Prognose mit Omega-3 wesentlich besser ausfallen. Es ist geradezu herzlos, wenn Kardiologen ihren Patienten diese Informationen vorenthalten (nicht weil sie böse sind, sondern weil sie auf den pharmagesponserten Kongressen einfach nicht öffentlich gemacht werden).

Herzschwäche

Starkes Herz dank Omega-3

Es ist seit langem bekannt, dass eine gute Versorgung mit Omega-3 die Todesrate durch Herztod deutlich senkt. Das trifft auch für Patienten mit einem schwachen Herz zu. Bisher glaubte man, dass diese Schutzfunktion auf die rhythmusstabilisierende Wirkung von Omega-3 zurückzuführen ist, da Herzschwache häufiger unter Herzrhythmusstörungen, sogar häufig unter besonders gefährlichen, leiden. Inzwischen hat man herausgefunden, dass Omega-3 auch die Herzmuskelstruktur positiv beeinflussen kann. Der Nutzen von Omega-3 bei Herzinsuffizienz:

- Eine 6-monatige Therapie mit 2 g Omega-3 verbessert sowohl den BNP (Labormarker für Herzschwäche) als auch den echokardiographischen Parameter (Herzultraschall) deutlich (11). Das ist schon beachtlich, dass sich mit objektiven, kardiologischen Messparametern Verbesserungen durch Omega-3 eindeutig nachweisen lassen.
- Wenn herzinsuffiziente Patienten unter regulärer Medikation zusätzlich Omega-3 einnehmen, kommt es zu 9 % weniger Todesfällen (12). Auch das muss man auf sich wirken lassen: So genannte optimal mit der Schulmedizin therapierte Herzpatienten sind eben immer noch nicht austherapiert. Auch hier lässt sich mit Omega-3 noch einmal eine deutliche Besserung erreichen – und beim stärksten Faktor, den man sich überhaupt vorstellen kann, nämlich dem Überleben.
- Gesunde Menschen mit einem guten Fischkonsum erleiden 15–30 % seltener eine Herzschwäche als Menschen, die wenig Fisch verzehren.
- Gesunde Menschen mit einem guten Omega-3-Spiegel im Blut haben 50 % seltener eine Herzschwäche, EPA hat die beste Schutzwirkung.
- Wird Patienten mit Herzinsuffizienz und Depression Omega-3 verabreicht, sterben 35 % weniger.
- Selbst bei einer schweren Herzschwäche führt eine dreimonatige Therapie mit Omega-3 zu einer deutlich besseren Herzfunktion als ein Placebo. Selbst 1 g Omega-3 führt zu einer Verbesserung, die aber geringer ausfällt als bei 4 g. Das entspricht 2 EL Fischöl oder 24 üblichen Kapseln.

Eine gute Versorgung mit Omega-3 beugt bei Gesunden einer Herzschwäche vor. Und bei einer Herzschwäche kommt es zu weniger Todesfällen. Labor- und Ultraschallwerte verbessern sich mit Omega-3 signifikant, sogar in schweren Fällen – allerdings nur bei entsprechend hoher Dosis. Jeder Patient mit Herzschwäche müsste von seinem Kardiologen aufgrund dieser Erkenntnisse eigentlich Omega-3 verordnet bekommen. Da die wenigsten Kardiologen darüber informiert sind, muss sich der Patient selbst um eine optimale Versorgung kümmern.

Krebs

Omega-3 schützt vor Krebs und den Nebenwirkungen einer Chemotherapie

Krebs ist ein bösartiger Tumor. Die häufigsten Krebsarten sind Lungen-, Darm- und Brustkrebs. Jeder dritte Europäer erkrankt irgendwann an Krebs. Weltweit sterben jeden Tag 20 000 Menschen an Krebs oder dessen Folgen. Im 21. Jahrhundert werden weltweit 1 Milliarde Menschen an Krebs sterben.

Die amerikanische EPA (Environmental Protection Agency) macht die Ernährung für 35 % aller Krebserkrankungen verantwortlich (noch vor dem Tabakkonsum mit «nur» 30 %). Wissenschaftliche Untersuchungen führten zur Erkenntnis, dass die Menge und die Qualität der Fette in der Nahrung eine schützende oder schädliche Wirkung haben können. Omega-6-Fettsäuren und Transfettsäuren erhöhen das Risiko für Krebs.

Können Omega-3-Fettsäuren auch vor Krebs schützen? Wir wissen heute, dass Krebs auch mit Entzündungen zu tun hat. Eine Entzündung fördert sowohl die Bildung eines Tumors als auch das Fortschreiten der Erkrankung. Wenn wir im Organismus Entzündungen stoppen können, kommt es auch zu einer Anti-Krebs-Wirkung.

Es gibt mittlerweile Studien zu Krebszellkulturen, die mit Omega-3 behandelt wurden. Bei Krebszellen konnte eine Apoptose (Zelltod) induziert werden. Krebszellen sind ja potentiell unsterblich, sie teilen sich unendlich weiter. Unter Apoptose verstehen wir den natürlichen Zelltod, den jede Zelle nach einer festgelegten Anzahl von Teilungen ereilt. Wenn der natürliche Zelltod durch Omega-3 wieder ermöglicht wird, so kann das ein wichtiger Schritt in Richtung Heilung von Krebs sein (13).

Eine gute Omega-3-Versorgung verringert das Risiko für verschiedene Krebsarten, z. B. Gebärmutterkrebs (14), Brustkrebs (15, 16, 17), Melanom (18) und Prostata-krebs (19), um die Hälfte bis zwei Drittel. Nicht wenige Krebspatienten werden im Lauf der Krankheit depressiv. Aufgrund der nachgewiesenen antidepressiven Wirkung kann Omega-3 hier zur Verbesserung der Stimmung beitragen. Viele Menschen leiden bei einer Krebserkrankung am meisten unter einer enormen Erschöpfung. Das könnte auf die Grunderkrankung selbst, die Chemotherapie oder auf eine antihormonelle Therapie zurückzuführen sein. Besteht aber eine gute Versorgung mit Omega-3, kommt es zu deutlich weniger Erschöpfungen. Selbst wenn das der einzige Nutzen von Omega-3 bei Krebs wäre – aber es gibt noch viel mehr Vorteile –, würde das allein schon die Gabe von Omega-3 bei Krebs rechtfertigen. Aber Omega-3 kann noch mehr. So kommt es bei einer Chemotherapie zu weniger Nebenwirkungen.

Achtung: Bei bestimmten Chemotherapien kann die gleichzeitige Gabe von Omega-3 die Behandlung behindern. Einen Tag vor bis einen Tag nach der Chemotherapie sollte in diesem Fall kein Omega-3 eingenommen werden – vorher und nachher ist aber eine großzügige Versorgung wichtig.

Führt Omega-3 nach einer erfolgreichen Therapie zu einem längeren Leben? Zugegeben, hier gibt es noch wenige Studien. Zu erwarten wäre es. In einer Studie an Lungenkrebspatienten fand man heraus, dass diejenigen, die eine große Menge Omega-3 einnahmen (entsprach etwas mehr als 1 EL Fischöl), eine 1-Jahres-Überlebensrate von 60 % hatten – bei denjenigen ohne Omega-3 waren es weniger als 40 % (20).

Omega-3 schützt also vor Krebs. Sowohl vorbeugend als auch bei der Behandlung eines Krebsleidens ist Omega-3 ein wesentlicher Bestandteil der Therapie, auf den niemand verzichten sollte. Es gibt viele Gründe, warum Krebsgefährdete oder bereits Erkrankte unbedingt auf eine gute Omega-3-Versorgung achten sollten. Auch hier ist die Dosis entscheidend! Gelegentlich eine Kapsel Omega-3 ist nicht mehr als ein Tropfen auf einen heißen Stein. Krebskranke erhalten Therapien, die von der Kasse bezahlt werden und die schnell Zigtausende Franken/Euro kosten. Betroffene greifen häufig nach jedem Strohhalm, der ihnen Heilung verspricht, und sind bereit, auch dafür noch einmal viel Geld aus der eigenen Tasche auszugeben. Nicht selten werden auch dubiose Therapien zu völlig überrissenen Preisen angeboten. Mit Omega-3 haben wir bei Krebs eine Therapiemöglichkeit, die nachweislich sicher ist, nicht schadet und sich mit keiner einzigen konventionellen oder komplementären Methode beißt. Es gibt also bei Krebs keinen einzigen Grund, nicht zu Omega-3 zu greifen. Aber viele Gründe, es zu tun. Der Vorteil von Omega-3-Präparaten im Vergleich zu Fisch besteht in der Reinheit (schadstoffarm) der qualitativ hochwertigen und zertifizierten Produkte. Nicht nur, aber gerade bei Krebs sollte der Patient jede zusätzliche, den Körper belastende Schadstoffzufuhr vermeiden und beim Hersteller ein Zertifikat anfordern. Gute Hersteller müssen nichts verbergen! Der «Geschmackstest» ist unabdingbar: Riecht das Präparat ranzig oder schmeckt es «fischig» oder stößt es unangenehm auf? Dann Finger weg davon!

Die optimale Therapie ist, die Fettsäuren zu messen und einen Omega-6/3-Quotienten von unter 2,5 zu erreichen. So ist man in jedem Fall auf der sicheren Seite. Wer auf diese Diagnostik verzichten will, liegt mit 2 bis 4 g Omega-3 (nicht Fischöl, sondern Omega-3!) nicht falsch. Das sind 12 bis 24 herkömmliche Fischölkapseln oder 1 bis 2 Esslöffel Fischöl.

Schwangerschaft

Wichtig für Mutter und Kind

Das zentrale Nervensystem besteht zu einem großen Teil aus Omega-3, weshalb eine gute Versorgung sehr wichtig ist für die kindliche Entwicklung. Mittlerweile gibt es zahlreiche Untersuchungen, die das belegen. So konnte nachgewiesen werden, dass das kindliche Verständnis und die Wiedergabe von Wörtern im Alter von einem Jahr signifikant besser sind, wenn die Mutter in der Schwangerschaft Omega-3 eingenommen hat (21).

Allergien bei Kindern nehmen immer mehr zu. Wie viele Kinder bekommen Heuschnupfen oder haben Lebensmittelallergien? Harmlose Pollen oder wichtige Lebensmittel werden vom Immunsystem als fremd eingestuft und bekämpft. Das sollte nicht so sein. Kinder leiden teilweise erheblich darunter. Die Eltern wissen oft nicht, was sie tun können. Leider sagen Kinderärzte und Gynäkologen den Müttern viel zu selten, wie die Wahrscheinlichkeit einer Allergie reduziert werden kann. Nimmt die Mutter in der Schwangerschaft und in der Stillzeit viel Omega-3, wird die Allergieneigung beim Kind deutlich kleiner (22, 23).

Auch Asthma ist mittlerweile ein großes Problem. Wer je die manchmal lebensbedrohliche Luftnot eines Kindes erleben musste, würde fast alles dafür geben, das zu verhindern. Dabei kann man auch beim kindlichen Asthma leicht vorbeugen. Nimmt die Mutter etwas mehr als 1 Esslöffel Fischöl während der Schwangerschaft, kann allein damit das Risiko um ein Drittel reduziert werden. Bei genetischer Neigung zu Asthma oder bei einer Unterversorgung mit Omega-3 kann bei ausreichender Zufuhr das Risiko halbiert werden (24).

Es gibt positive Zusammenhänge zwischen der Einnahme von Omega-3 und einer längeren Schwangerschaft, einem höheren Geburtsgewicht und einer geringeren Rate an Präeklampsie, einer schweren Komplikation am Ende der Schwangerschaft. Aber auch für die Mutter ist eine gute Versorgung mit Omega-3 positiv. Von einer Depression nach der Geburt sind 10 bis 15 % der Mütter betroffen. Bei einem guten Omega-3-Index tritt eine Depression deutlich weniger häufig auf (25). Ist die Depression da, kann diese mit der Einnahme von Omega-3 mit einer größeren Wahrscheinlichkeit erfolgreich behandelt werden. Bei 3,4 g Omega-3 – das ist schon eine ordentliche Menge – kamen doppelt so viele depressive Schwangere in eine komplette Remission als bei einem Placebo (26).

Wenn Omega-3 für Schwangere und Kind so wichtig ist, warum wird es dann nicht offiziell empfohlen? Das wird jetzt viele erstaunen, aber es wird schon längst von den gynäkologischen Gesellschaften empfohlen (27). Laut offiziellen Leitlinien sollten Schwangere folgende Nahrungsergänzungen einnehmen:

- Folsäure: 400 μg während der ersten drei Monate
- Jod: 100–150 μg während der ganzen Schwangerschaft
- Eisen: Nicht zwingend erforderlich, die Eisengabe sollte medizinisch indiziert sein
- Vitamin D: 800 IE während der ganzen Schwangerschaft
- DHA: mindestens 200 mg

200 mg DHA entsprechen etwa 150 g Makrelen täglich oder 6 konventionellen Fischölkapseln mit 500 mg Fischöl oder 1 TL Fischöl. Aus Sicherheitsgründen empfehle ich die doppelte Dosis. Die Studien sind mit 2–3 g Omega-3 durchgeführt worden – also mit einem Esslöffel oder sogar noch mehr. Die große Frage ist aber: Warum halten sich die wenigsten Gynäkologen an die Empfehlungen der eigenen Fachgesellschaften? Ich kann hier natürlich nur spekulieren. Vielleicht kennen sie diese einfach nicht. Vielleicht halten sie aber auch nicht viel von der Ernährung oder von Nahrungsergänzungen. Vielleicht wissen sie schlichtweg nicht, was man tun müsste, um auf mindestens 200 mg DHA zu kommen. Auf jeden Fall ist es eine große Schande, dass den Schwangeren (und deren Babys im Bauch) ein lebenswichtiger Nährstoff vorenthalten wird! Wie viel Leid – Frühgeburt, Depression, Allergien, Asthma, um nur die wichtigsten zu nennen – könnte vermieden werden, wenn die eindeutigen wissenschaftlichen Erkenntnisse nicht nur in theoretischen Empfehlungen bestehen, sondern in die Praxis umgesetzt würden? Sie, lieber Leser, wissen es jetzt. Werden Sie nicht müde, Schwangere über die segensreiche Wirkung von Omega-3 für Mutter und Kind aufzuklären!

Die werdende Mutter befindet sich in einem großen Dilemma: Einerseits hat sie schon gehört, dass Omega-3 für das Kind und sie selbst gut ist. Andererseits fürchtet sie aber auch die mögliche Schadstoffbelastung in Fischen und anderen Meeresprodukten (z. B. das nervenschädigende Quecksilber sowie die fettlöslichen Dioxine und Pestizide). Kinder haben dreimal so häufig bedenkliche Quecksilberkonzentrationen, wenn die Mutter viel Fisch anstelle von Nahrungsergänzungen genommen hat (28).

Ausweg: Maximal einmal pro Woche Fisch aus Wildfang (keine Fische vom Ende der Nahrungskette wie Thunfisch, Schwertfisch oder Hai!) und an allen «fischfreien Tagen» etwa 2 g Omega-3 (12 Kapseln oder 1 Esslöffel Fischöl). Schwangere sollten darauf achten, dass der Hersteller die Schadstofffreiheit seines Produktes garantiert. Im Zweifel direkt nachfragen.

Demenz

Omega-3 – der wichtigste Baustein bei grauen Zellen

Wir wissen inzwischen, dass mehr als die Hälfte unserer Hirnsubstanz aus Fett besteht. Und in den grauen Zellen haben wir ein Verhältnis von Omega-6/Omega-3 von 1:1. In der Nahrung ist das Verhältnis etwa 10:1, wenn man etwa dreimal Fleisch und etwa einmal Fisch in der Woche isst. Viele haben auch einen Quotienten von 15:1 oder gar 20:1, wenn sie sehr wenig Fisch essen. 3:1, was sehr günstig ist, haben nur ganz wenige, wenn sie keine Omega-3-Präparate einnehmen. Aber im Nervensystem haben wir 1:1? Auf jedes Gramm Omega-6 kommt 1 Gramm Omega-3. Das hat die Natur nicht umsonst so gemacht. Wenn wir aber Omega-3 in dieser Menge in unserem Nervensystem benötigen, kann ein Mangel möglicherweise zur Beeinträchtigung von Funktionen führen. Oder positiv formuliert: Mit einer guten Zufuhr von Omega-3 können wir die Hirnfunktionen verbessern respektive aufrechterhalten. Wir werden immer älter. Demenz und Pflegebedürftigkeit führen zu großen ökonomischen und ethischen Problemen. Kann die Zufuhr von Omega-3 uns vor Demenz schützen?

- Ein hoher Gehalt an Omega-3 verringert das Risiko deutlich, an Demenz zu erkranken.
- Die maritime Omega-3-Fettsäure DHA scheint am wichtigsten zu sein.
- Ein hoher Omega-6-Quotient erhöht das Risiko.
- Bessere Werte dürfen erst bei einer relativ hohen Omega-3-Zufuhr erwartet werden – einmal in der Woche Fisch reicht hier bei weitem nicht.
- Besteht schon eine Demenz, hilft Omega-3 nur bei einer sehr leichten Form, im fortgeschrittenen Stadium ist keine deutliche Verbesserung mehr zu erwarten.

Also: Warten Sie mit Omega-3 nicht, bis das Kind in den Brunnen gefallen ist. Beginnen Sie mit der Vorbeugung früh genug und dosieren Sie großzügig.

Psyche

Warum Omega-3 gute Laune macht

Jeder zweite Mensch hat mindestens einmal im Leben eine depressive Phase. Jeder zehnte Mensch hat in einem Jahr mindestens eine depressive Phase. Jeder fünfte Mensch hat eine chronische Depression und jeder Mensch der verbleibenden 80 % erleidet innerhalb von 2 Jahren einen Rückfall. 10 % aller Krankheitstage gehen mittlerweile auf das Konto einer psychischen Erkrankung; meistens handelt es sich um eine Depression – Tendenz steigend. Mehr als 10 000 Menschen in Deutschland wählen jährlich den Freitod. Eine der Hauptursachen sind Depressionen. Damit haben psychische Erkrankungen – allen voran die Depression – nicht nur gravierende Auswirkungen auf die Lebensqualität und das Leben der Betroffenen selbst, sondern sind auch von großer sozialmedizinischer Bedeutung.

Aus verschiedenen epidemiologischen Studien wissen wir seit langem, dass eine niedrige Zufuhr von Omega-3 mit der Nahrung oder ein niedriger Omega-3-Spiegel im Blut mit einer erhöhten Rate an Depressionen verbunden ist. Es konnte nachgewiesen werden, dass:

- Omega-3 den Serotoninspiegel anhebt (Serotonin ist das «Glückshormon»).
- Omega-3 hilft bei Depressionen, die mit einer Krankheit einhergehen (z.B. Herzinfarkt (32)) oder durch Medikamente erzeugt wird (z.B. Interferon, (33)).
- Wenn Antidepressiva genommen werden, wirken diese besser, wenn gleichzeitig Omega-3 eingenommen wird (34).
- Omega-3 schützt vor Depressionen in und nach der Schwangerschaft (25, 26).
- Omega-3 schützt vor Depressionen im Alter (35).

Bei einer Depression scheint EPA wichtiger zu sein als DHA.

Pro Jahr werden in Deutschland 1,2 Milliarden (!) Tagesdosen von Antidepressiva verordnet. Das heißt, dass vermutlich 5 bis 10 % der Bevölkerung regelmäßig unter Antidepressiva stehen. Die Wirksamkeit dieser Medikamente ist nicht unbestritten. So wurde in einer großen Untersuchung festgestellt, dass nur in 51 % aller Studien mit Antidepressiva überhaupt ein Wirksamkeitsnachweis erbracht werden konnte. Allerdings wiesen 94 % der veröffentlichten Studien eine Wirksamkeit aus (36). Das bedeutet, dass die Pharmaindustrie gezielt die positiven Studien zu Antidepressiva veröffentlicht und die negativen Studien bewusst zurückhält. Große Teile der wissenschaftlichen Gemeinde fordern daher seit langem, dass ausnahmslos alle Studien – auch solche mit negativem Resultat – veröffentlicht werden müssen, um ein wirklich objektives Bild zu erhalten. Die Politiker konnten sich bisher nicht dazu durchringen. Dies nährt die Spekulationen, dass die Pharmalobby hier sehr aktiv ist und bisher leider auch mit Erfolg eine umfassende Information zu ihren Studienergebnissen umgehen konnte.

Bei Studien zu Omega-3 besteht diese Gefahr nicht, da sie in der Regel nicht von Firmen in Auftrag gegeben werden, die Omega-3-Präparate herstellen, weil sich kleinere Betriebe das finanziell gar nicht leisten können. Hier gibt es auch negative Studien zu Depressionen, aber wenige. Mehr zu negativen Studien im Kapitel ADHS. Hier möchte ich aber noch eine sehr eindrückliche Studie aufgreifen. Omega-3-Fettsäuren erhielten nur jene Depressiven, die auf zwei verschiedene Antidepressiva in hoher Dosierung nicht reagierten. Es wurde also eine Auswahl der Schlechtesten unter den Schlechten getroffen. Was mit Antidepressiva nicht gelang, schaffte Omega-3: Der Depressionsscore HRDS sank innert 4 Wochen von 30 auf 11. Ein Score über 30 bedeutet eine schwere Depression, so dass sich etwa die Hälfte der Patienten in einer solchen, die andere Hälfte in einer mäßigen befanden. Unter 10 bedeutet praktisch psychisch gesund. Zu diesem eindrucksvollen Ergebnis muss allerdings angemerkt werden, dass dies nur mit einer Dosierung von 3 g Omega-3 gelang (37).

Es gibt also bei Depressionen keinen Grund, kein Omega-3 zu nehmen. Selbst bei hohen Dosen wurden in den Studien keine Nebenwirkungen beobachtet. Es gibt viele Gründe, bei den unterschiedlichsten Formen von Depressionen Omega-3 therapeutisch einzusetzen. Auch hier gilt: Viel hilft viel. Noch besser ist die Steuerung nach dem Omega-6/3-Quotienten.

Sport

Omega-3 macht fit

Im Sport werden Milliardenumsätze mit dem Verkauf von Eiweißpräparaten und Energieriegeln erzielt. Ob der Konsum dieser Präparate für den Sportler sinnvoll und wirtschaftlich ist, sollte im Einzelfall durchaus kritisch hinterfragt werden. Omega-3 wird meines Wissens Sportlern von Sportmedizinern und Trainern in Fitnessstudios bisher kaum empfohlen. Dies beginnt sich allerdings ganz langsam zu ändern. Ich kenne Weltklassetriathleten und Fußballbundesligateams, die schon regelmäßig Omega-3 nehmen. Schauen wir uns doch einmal an, welche gesicherten Erkenntnisse über Omega-3 bei Sportlern existieren.

Ob Versuche an Tieren oder Menschen, Trainierten oder Untrainierten, Ausdauerbelastung oder Muskeltraining, Blutwerte oder Herzrhythmus – eine gute Versorgung mit Omega-3 führt bei allen gemessenen Werten zu einer wesentlichen Verbesserung bei den Probanden.

- **Muskelkater:** Versuchspersonen, die vor dem Training gut mit Omega-3 versorgt worden sind, hatten bei einer vorgegebenen Trainingsbelastung deutlich weniger Muskelkater als diejenigen mit einem anderen Öl (38).
- **Herzfrequenz:** Bei starker körperlicher Belastung steigt die Herzschlagfrequenz. Als Faustregel gilt: Je kleiner der Anstieg bei einer vorgegebenen Belastung, umso besser ist der Trainingszustand. Das Erreichen der maximalen Herzfrequenz bedeutet das Erreichen der Spitzenleistung, die nicht mehr weiter gesteigert werden kann. In Versuchen mit Omega-3 sank die Herzfrequenz bei gleicher Belastung um 10 bis 20 Herzschläge. Das gibt eine erhebliche Leistungsreserve. Die Leistung sowohl im Training wie im Wettkampf kann noch deutlich gesteigert werden. Einschränkung: Die Erkenntnisse zu Vagotonus (Aktivität des entspannenden Anteils des unwillkürlichen Nervensystems) und Herzfrequenz wurden in Tierversuchen gewonnen. Die Biologie von Hunden und von Menschen ist aber voneinander nicht so weit entfernt, dass die Ergebnisse nicht prinzipiell übertragbar wären (39).
- **Muskeldurchblutung:** Versuchspersonen erhielten Omega-3 oder dieselbe Menge Distelöl. Nach 6 Wochen wurde die Durchblutung gemessen. Es konnte kein Anstieg der Organdurchblutung festgestellt werden, wohl aber der Skelett-

muskeldurchblutung – und zwar um mehr als ein Viertel. Dies ist sowohl bei Kraft- wie bei Ausdauersportlern gar nicht hoch genug einzuschätzen. Einschränkung: Die Erkenntnisse wurden auch hier in Tierversuchen gewonnen. Die Biologie von Ratten und von Menschen ist aber voneinander nicht so weit entfernt, dass die Ergebnisse nicht prinzipiell übertragbar wären (40).

- **Anstrengungsbedingtes Asthma:** Viele Sportler leiden bei Belastung unter Luftnot – und dies mitunter nicht nur bei «normaler» Anstrengung, sondern auch deshalb, weil es bei sensiblen Menschen bei Belastung zu einer Verengung der Bronchien kommt. Das schränkt die Leistung im Training und im Wettkampf teils erheblich ein. Gibt man Versuchspersonen einige Wochen lang Omega-3, kommt es zu einer Verbesserung der Lungenfunktionsparameter im Vergleich zur Kontrollgruppe mit einem anderen Öl. Der Einsatz von Asthmasprays konnte so signifikant gesenkt werden (41).
- **Herzschlagvolumen:** Es entspricht der bei einem Herzschlag ausgeworfenen Blutmenge in den Kreislauf. Je höher das Herzschlagvolumen, desto mehr Sauerstoff und Nährstoffe können zu den Zellen (unter Belastung besonders in die Muskelzellen) transportiert werden. Eine Versorgung mit Omega-3 führt zu einer deutlichen Steigerung des Herzschlagvolumens bei körperlicher Belastung (42).
- **Entzündung:** Starke Muskelbelastungen gehen immer auch mit einer gewissen Entzündungsreaktion einher. Verschiedene Entzündungsparameter traten sofort nach einer Belastung auf, nach 24 Stunden und/oder nach 48 Stunden und waren in der Omega-3-Gruppe deutlich niedriger als in der Omega-6-Gruppe (43).
- **Muskelschädigung:** Jede stärkere Muskelbelastung führt – je nach Belastung – zu einer mehr oder weniger starken Muskelschädigung. Die CK (Creatinkinase) ist ein Marker für solche Muskelschädigungen. Sie steigt nach 24 und 48 Stunden deutlich weniger an, wenn die Versorgung mit Omega-3 gut ist (44).

Fazit: Sowohl Menschen, die gerade mit Sport beginnen, wie auch ambitionierte Breiten- und Spitzensportler sollten auf eine gute Versorgung mit Omega-3 mindestens so viel Wert legen wie auf die richtige Ernährung, wenn es um Kohlenhydrate und Eiweiß geht. Für ein gutes Resultat reicht es nicht, wenn vor dem Training ein Heringsbrötchen gegessen oder drei Fischölkapseln geschluckt werden. Es braucht eine Dauertherapie. In Studien war die Vorlaufphase nicht unter 3 Wochen. Es wurden stets Dosen von 1,8–4 g reines Omega-3 verwendet. Dies entspricht etwa 12 bis 26 Fischölkapseln oder 1 bis 2 Esslöffel Fischöl täglich!
Ich kenne einige Leistungssportler, die erfolgreich Omega-3 einnehmen. Gerade für den Profisportler kann es das entscheidende Quäntchen bedeuten, einen Tag früher wieder trainieren zu können, im Wettkampf seine optimale Leistung abzurufen und dabei auch noch in Stresssituationen gelassener zu sein. Was dem Profi recht ist, sollte dem Amateur aber nur billig sein. Viele ambitionierte Amateure geben ein Heidengeld für teilweise fragwürdige Eiweiß- und Nahrungsergänzungspräparate

aus. Mit Omega-3 bekommen die Sportler ein in Studien gut erforschtes und von erfolgreichen Sportlern in der Praxis bewährtes Mittel in die Hand, um ihre Leistung (legal) zu steigern. Der Profi muss natürlich darauf achten, dass die Präparate nicht etwa mit Spuren von Dopingmitteln versehentlich kontaminiert sind. Das einzige in der NADA-Liste (NADA = Nationale Anti Doping Agentur) als unbedenklich aufgeführte Präparat ist hier das NorSan.

Anti-Aging

Omega-3 schützt vor dem Altern

Gleich vorweg: Ich kenne keine Studie, die beweist, dass Omega-3 die Alterung verlangsamt. Eine Studie, die sämtliche Alterungsvorgänge (körperlich z. B. Muskelkraft, Ausdauer, Reaktionsgeschwindigkeit, mental z. B. Gedächtnis, Lösen von komplexen Aufgaben, psychisch z. B. Stimmung, Einstellung) untersucht, müsste an Tausenden von Probanden über Jahre durchgeführt werden und würde Millionen kosten.

Wohl aber gibt es Studien, die einzelne Aspekte des Alterns untersucht haben und hier zu erstaunlichen Ergebnissen gekommen sind. So fanden Wissenschaftler heraus, dass eine gute Zufuhr von Omega-3 den altersbedingten geistigen Abbau verlangsamt und in einem gewissen Grad vor seniler Demenz schützt. Omega-3 verbessert die Reparaturmechanismen der Hirnzellen und beeinflusst die Gliazellen im Gehirn, welche für die Versorgung der neuronalen Zellen zuständig sind. Im Hippocampus wird die Neurogenese angeregt, also die Neubildung von Hirnzellen, was man bis vor kurzem gar nicht für möglich gehalten hat. Der Hippocampus ist unter anderem für das Gedächtnis zuständig. Bei einem geringeren Gehalt an DHA im Blut fand man außerdem ein geringeres Gehirnvolumen (45).

Sogar die Haut bleibt mit Omega-3 länger jünger. Je mehr zugeführt wird, desto langsamer ist die Hautalterung (46). Wenn Schutz vor Krebs, Rheuma und Herzinfarkt nicht überzeugt, Omega-3 zuzuführen – sollte das doch ein Argument sein (zumindest für eine Hälfte der Menschheit)!

Zum Schluss die vielleicht wichtigste, aber auch etwas komplizierte Studie. In dieser Untersuchung wurde die Telomerenlänge gemessen. Was sind Telomere? Wir wissen heute, dass sich Zellen nicht unendlich teilen können (außer Keim- und Krebszellen). Eine Zelle kann sich nur etwa 50-mal teilen, dann stirbt sie ab. Woher weiß sie, wie oft sie sich schon geteilt hat? Dazu hat die Natur die Telomere erfunden, die sich am Ende der Chromosomen befinden. Bei jeder Teilung wird ein Schnipsel abgeschnitten und wenn die Telomere aufgebraucht sind, dann war's das mit der Teilung. Daher gelten die Telomere heute in der Aging-Forschung als wichtigster zellulärer Marker für das Altern. Lange Telomere = jung, kurze Telomere = alt, gar keine Telomere = finito. In einer Studie maß man also die Telomerenlänge und die EPA- und DHA-Spiegel. Nach fünf Jahren wurden die Telomere bei den Probanden erneut gemessen. Die geringste Verkürzung der Telomere hatten jene mit den besten EPA- und DHA-Spiegeln, während die schlechtesten eine Verkürzung von 8 % aufwiesen, waren es bei den Omega-3-reichen Versuchspersonen nur 2 %. Die «Alterungsgeschwindigkeit» wurde also auf ein Viertel reduziert (47). Wer jung bleiben will, weiß jetzt, was zu tun ist!

Diabetes

Mit dem richtigen Fett gegen den Zucker

Diabetes mellitus – wir reden hier von Altersdiabetes – wird im 21. Jahrhundert die Volksgeißel sein. Jedes zweite heute geborene Kind wird im Laufe seines Lebens irgendwann einmal Diabetiker werden. Was vor 30 Jahren praktisch unmöglich war: Es gibt heute bereits 5-jährige «Altersdiabetiker». Diabetiker haben ein viel höheres Risiko als die Allgemeinbevölkerung, an kardiovaskulären Krankheiten oder Krebs zu erkranken. Diabetes ist heute die häufigste Ursache für die Erblindung und für ein Nierenversagen mit lebenslanger Dialyse. Probleme mit der Wundheilung, offene Beine und Polyneuropathie (eine sehr unangenehme und kaum behandelbare Nervenkrankheit) sind weitere Komplikationen dieser leicht vermeidbaren Stoffwechselstörung. Neben riesigen Kosten für die Solidargemeinschaft bedeuten Diabetes und seine Komplikationen oft jahrelange Qual für den einzelnen Betroffenen. Zucker tut (leider) nicht weh, die Folgen aber schon!

In Meta-Analysen und in Studien konnte eindeutig eine Schutzwirkung von Omega-3 vor Diabetes nachgewiesen werden. Je mehr fetten Fisch Menschen verzehren, umso geringer ist ihr Risiko später einmal an Diabetes zu erkranken. Pro 80 g Fisch am Tag sank das Risiko um 20 %. Das galt aber nur für fetten, nicht für mageren Seefisch, was dafür spricht, dass es eben nur die maritimen Omega-3-Fettsäuren und nichts anderes das Risiko senken. 80 g pro Tag entsprechen 2 bis 3 normal großen Fischportionen in der Woche (48). Mit einem Esslöffel Fischöl am Tag würde man das Risiko statistisch gesehen sogar halbieren können – nur mit der einen Maßnahme der Omega-3-Zufuhr. Mit einer Gewichtsreduktion (bei Übergewicht), regelmäßiger körperlicher Bewegung und dem Verzicht auf schnell resorbierbare Kohlenhydrate ließe sich das Risiko noch weiter senken.

Je höher der Blutspiegel an EPA/DHA ist (das sind die maritimen Omega-3), umso geringer ist ebenfalls das Risiko, einmal an Diabetes zu erkranken. Interessanterweise konnte dieser Effekt für ALA bei Lein- und Rapsöl sowie bei Chiasamen nicht nachgewiesen werden – es müssen schon die maritimen Fettsäuren sein (49). Aber auch wenn schon die Diagnose für Diabetes besteht, hilft Omega-3. Bei schlecht eingestellten Diabetikern führen die fischigen EPA/DHA zur deutlichen Verbesserung des Langzeitblutzuckerwertes HbA1c um fast 2 %, was beim HbA1c schon sehr viel ist (50). Sogar bei einer häufigen Sonderform von Diabetes, dem Gestationsdiabetes bei Schwangeren, führt Omega-3 zu einer deutlichen Verbesserung der Insulinresistenz, d. h. das Insulin wirkt bei Anwesenheit von Omega-3 besser. Bei Schwangeren, die Omega-3 erhielten, war die Insulinwirkung deutlich besser als in der Placebo-Gruppe, die eine deutliche Verschlechterung aufwies (51). Jede Schwangere sollte ohnehin Omega-3 einnehmen (siehe Schwangerschaft). Wenn die Blutzuckerwerte in der Schwangerschaft aber erhöht sind, dann muss sie Omega-3 nehmen. Das hat sich bei den meisten Diabetologen und Gynäkologen bisher noch nicht herumgesprochen.

Wenn Diabetiker einen Herzinfarkt erleiden, besteht ein großes Risiko, an einer koronaren Herzkrankheit zu sterben. Mit einer frühen, hoch dosierten Omega-3-Therapie kann das Risiko fast halbiert werden. Das Risiko einer Depression ist bei Diabetikern nicht zu unterschätzen. Das Problem ist, dass Diabetiker die Gewichtszunahme, die häufig eine Folge der Therapie mit Antidepressiva ist, nicht gebrauchen können, weil sie wieder zur Verschlechterung des Diabetes führt. Omega-3 kann hier helfen: Es verbessert die Stimmung bei Depressiven (52) und führt sogar noch zu einer Abnahme des Taillenumfangs (53). Ja, sogar bei der Entstehung von Typ-I-Diabetes hilft es vermutlich: Kinder mit einer guten Omega-3-Versorgung produzieren deutlich weniger Antikörper, wie sie bei Typ-I-Diabetikern gefunden werden (54). Der Typ-I-Diabetes ist eine Autoimmunkrankheit und ist mehr mit Rheuma oder Asthma verwandt als mit dem Typ-II-Diabetes. Schwangere sollten sich und ihr ungeborenes beziehungsweise später gestilltes Kind gut mit Omega-3 versorgen, um den jugendlichen Diabetes zu vermeiden. Kinder sollten zum Schutz gegen Diabetes Typ I gut mit Omega-3 versorgt werden – einmal in der Woche Fischstäbchen reichen hierfür allerdings nicht.

Für eine wirklich erfolgreiche Behandlung von Diabetes Typ II braucht es viel mehr als nur ein wenig Fischöl. Es braucht eine konsequente Umstellung des Lebens mit Gewichtsreduktion, viel Bewegung, kohlenhydratarmer Ernährung und zusätzlichen Nährstoffen. Wasch mir den Pelz, aber mach mich nicht nass – diese Einstellung wird bei Diabetes nicht weiterhelfen. Vor allem sind eine gute Portion Motivation, der Wille, Diabetes zu verbessern oder sogar zu heilen, und die Bereitschaft, etwas dafür zu tun, zwingend notwendig. Wenn das gegeben ist, ist die Heilung tatsächlich möglich (wenn die Bauchspeicheldrüse noch genügend Insulin produziert, was oft noch viele Jahre nach der Diagnosestellung der Fall ist). Omega-3 ist hier ein unverzichtbarer Bestandteil des erfolgreichen ganzheitlichen Therapiekonzepts.

Warum bekommt nicht jeder Diabetiker Omega-3?

Das frage ich mich auch. Das Problem ist, dass die Verfasser der medizinischen Leitlinien meist nicht sehr offen für naturheilkundliche Maßnahmen sind. Während die Pharmaindustrie für ihre Produkte (Tabletten, Insulin und Messstäbchen) viel Lobby- und Marketingarbeit macht, haben Naturheilkundler nicht die finanziellen Möglichkeiten, Kongresse zu organisieren, Professoren als Redner zu engagieren oder in Arztpraxen Überzeugungsarbeit zu leisten. Dazu kommt eine unheilvolle Allianz von bequemen Diabetikern (nicht alle, aber sehr viele) und Ärzten, die davon ausgehen, dass Diabetiker ihren Lebensstil schwer ändern können. Eine seriöse Beratung wird auch nicht entsprechend honoriert. Die Pharmaindustrie verdient daran, dass bei Diabetikern eine symptomatische Blutzuckerkosmetik betrieben und keine kausale Heilung angestrebt wird. Auch bei den Krankenkassen gibt es kein Anreizsystem, dass Chronischkranke geheilt werden.

Als ich vor 13 Jahren mein Diabetes-Buch «Heilung ist doch möglich» untertitelte, hatte ich große Schwierigkeiten, diesen Titel beim Verlag durchzuboxen, weil er bei Diabetologen nachgefragt hatte, ob eine Heilung bei Diabetes möglich sei, was klar verneint wurde. Ich hatte eine Reihe von Diabetikern von ihren Tabletten, manche sogar von der Spritze weggebracht. Wenn also ein Diabetiker ohne Medikamente Blutzuckerwerte wie ein Gesunder aufweist, dann nehme ich mir die Freiheit heraus, dies Heilung zu nennen. Inzwischen ist aber in diabetologischen Gesellschaften anerkannt, dass es Diabetiker gibt, die sich aus eigener Kraft von Medikamenten verabschieden können. Diese werden dann sogar Diabetes-Champions genannt.

Eines Tages rief mich eine Leserin meines Buches an, die mir berichtete, dass es ihr unter konsequenter Beachtung der Hinweise in meinem Buch gelungen sei, ohne Insulin wieder perfekte Werte zu bekommen. Daraufhin stieg sie aus dem Disease Management Programm Diabetes aus, weil sie ja keinen Diabetes mehr hatte. Ihre Kasse rief sie mehrmals an und drängte sie, im Programm zu bleiben. Was war der Grund? Die Kassen profitierten damals von einem so genannten Risikostruktur-ausgleich. Kassen mit wenigen chronisch Schwerkranken sollten die Kassen mit vielen «hohen Risiken» unterstützen. Was fair klingt, führt zu einem fatalen und wie ich meine auch perversen Mechanismus. Wenn eine Krankenkasse einen Patienten in diesem Chronikerprogramm verloren hatte, gingen ihr um die 5000 Euro verloren – Jahr für Jahr. Kein Wunder, dass die Kassen viel Energie darauf verwendeten, dass sie möglichst viele Patienten für dieses Programm gewinnen konnten, und zwar für längere Zeit. Mit gesundem Menschenverstand kann man eine solche Strategie nicht nachvollziehen. Überspitzt gesagt bedeutet dies: Krankheit wird belohnt und die Kassen haben kein Interesse an gesunden Patienten.

Sonstiges

Wo hilft Omega-3 noch?

In diesem Kapitel sind die Indikationen für Omega-3, bei denen es Hinweise, aber noch keine sicheren Beweise für eine Wirksamkeit gibt, weil nur Erfahrungswerte oder nur wenige Studien existieren. Ein Versuch mit Omega-3 kann also sinnvoll sein, es ist aber nicht garantiert, dass die erhoffte Wirkung eintritt (nebenbei: eine Garantie gibt es in der Medizin nie!).

Migräne

Die Migräne hat immer auch etwas mit Entzündung und mit der Freisetzung von Serotonin zu tun. In beide Mechanismen können die aus den verschiedenen Fettsäuren gebildeten Prostaglandine eingreifen. Omega-3 kann bei Migräne helfen, die Häufigkeit oder die schwere eines Anfalls zu minimieren. In einer prospektiven, kontrollierten Doppelblindstudie erhielten 60 Migränepatienten entweder Omega-3 oder ein Placebo. Eine Reduktion um mindestens 80 % der Anfälle wurde als Erfolg gewertet. Da haben die Wissenschaftler die Erfolgslatte schon sehr hoch gelegt! Dies traf immerhin bei einem Drittel der Placebo-Gruppe ein. Placebo-Effekte, «etwas hilft mir deshalb, weil ich daran glaube», spielten also bei der Migräne eine nicht zu unterschätzende Rolle. Zwei Drittel in der Omega-3-Gruppe erzielten eine Reduktion von mindestens 80 % der Anfälle. Die Omega-3-Gruppe schnitt also immerhin doppelt so gut ab wie die Placebo-Gruppe bei einer geforderten wirklich massiven Verbesserung der Migränesituation. Dieser Unterschied war statistisch signifikant. Und ich meine, dass eine 80 %ige Verminderung der Migränefrequenz auch klinisch relevant ist. Es geht hier also nicht um kleinste Unterschiede, die sich zwar statistisch nachweisen lassen, aber klinisch für den Einzelnen kaum bedeutsam sind, sondern um wirklich massive Unterschiede. Die Forscher folgern daraus, dass Omega-3-Fettsäuren in der Prophylaxe von Migräneanfällen sehr hilfreich sind (55). Bemerkenswert ist, dass der Versuch nur 2 Monate dauerte und in diesem Zeitraum so signifikante Erfolge zu verzeichnen waren. Ich hätte die Studie mindestens 3 Monate laufen lassen, um die wirklich nachhaltigen Effekte zu sehen. Die Studie ist vom Januar 2017. Es ist zu hoffen, dass sie unter Migränepatienten rasch bekannt wird und jeder seine eigenen Erfahrungen sammeln kann. Ob und wann sich diese Erkenntnisse in den Therapieempfehlungen der Neurologen und Schmerzambulanzen oder gar in den Leitlinien niederschlagen, vermag ich nicht zu sagen. Ich würde als Betroffener jedenfalls nicht so lange warten wollen.

Kasuistik

Ein 55-jähriger Mann in verantwortungsvoller Position litt schon als Kind unter Kopfschmerzen. Es besteht eine familiäre Belastung mütterlicherseits. Die Mutter und die Tante hatten häufig Kopfschmerzen und waren wohl zeitweise auch schmerzmittelabhängig. Beim Mann kam es in der Pubertät und im jungen Erwachsenenalter zu richtigen Migräneanfällen. Mit 30 Jahren hatte er mindestens zwei Migräneanfälle pro Woche, die ihn für den Rest des Tages außer Gefecht setzten und die nicht immer auf ASS oder Ibuprofen ansprachen. Mutterkornalkaloide (Triptane gab es damals noch nicht) sprachen meistens noch an. Nach einer Amalgamsanierung, dem Verzicht auf Kaffee an zwei bis drei Tagen in der Woche und einem regelmäßigen Ausdauertraining kam es etwa zur Halbierung der Anfälle. Häufigkeit und Schwere der Anfälle nahmen in den folgenden 20 Jahren kontinuierlich ab, was er anhand seines Migränetagebuches (Migräniker sind meist sehr ordentlich) dokumentieren konnte. Mit 50 Jahren begann er mit der regelmäßigen Einnahme von Fischöl. Er nahm etwa jeden zweiten Tag einen Esslöffel ein und erreichte einen perfekten AA/EPA-Quotienten von 1,8, weil er sehr wenig Fleisch und pro Woche zweimal Fisch aß. Seit 5 Jahren hat er keine einzige Kopfschmerztablette mehr genommen, obwohl er viel Stress und einen eher unregelmäßigen Tagesrhythmus hat.

Arthrose

Zuerst die gute Nachricht: Omega-3 führt zu deutlich weniger Arthrosesymptomen und hilft, die Schmerzmittel bei Arthrose zu reduzieren. Die schlechte Nachricht: Das konnte bisher nur bei Tieren nachgewiesen werden. Katzen mit Arthrose, die 10 Wochen lang Omega-3 bekommen hatten, konnten mehr Treppensteigen, höher springen und spielten mehr mit ihrem Besitzer als jene, die Maiskeimöl bekamen (56). Hunde mit Arthrose waren weniger lahm und hatten weniger Symptome von Gelenkbeschwerden, wenn sie Omega-3 anstelle von Maiskeimöl bekamen (57). Inzwischen habe ich eine «Menschenstudie» gefunden, die Hinweise auf den Nutzen von Omega-3 bei Arthrose gibt. Menschen mit einer Kniegelenk-Arthrose hatten umso mehr Schmerzen, je höher der Omega-6-/-3-Quotient war (58). AA fördert die Schmerzen bei Arthrose, Omega-3 mindert sie. Wenn man darauf vertraut, dass Knie und Hüfte von Hunden sich nicht so sehr von denen des Menschen unterscheiden, dann hat man mit einem Omega-3-Versuch nicht viel zu verlieren – außer vielleicht die Schmerzen, aber das wäre ja nicht so schlecht.

PMS – prämenstruelle Beschwerden

40 % aller menstruierenden Frauen klagen über prämenstruelle Beschwerden. Bei bis zu 10 % ist die Lebensqualität sogar deutlich eingeschränkt. Ich habe eine Studie gefunden, die nach 3 Monaten Einnahme von 2 g Omega-3 hochsignifikante Senkungen im Vergleich zur Kontrollgruppe mit derselben Menge eines anderen Öles bei Depression, Angst, Konzentrationsstörungen, Blähungen, Kopfschmerzen und Brustempfindlichkeit auswies (59).

Also: Omega-3 hilft in der Regel – und dies im doppelten Sinne!

Multiple Sklerose

Schon in den 80er Jahren wurde nachgewiesen, dass MS-Patienten einen höheren Spiegel an gesättigten Fettsäuren und einen niedrigeren Spiegel an Omega-3-Fettsäuren haben als Gesunde. Dies ist ein Hinweis darauf, dass die Fettzusammensetzung an der Entstehung von entzündlichen neurologischen Erkrankungen beteiligt ist (60).

Bei mehreren Tausend MS-Patienten wurde der Konsum von Fisch und Omega-3-Supplementen eruiert. Je höher die Omega-3-Zufuhr war, umso weniger Schübe gab es, umso kleiner war die Entzündungsaktivität und umso weniger waren die Patienten behindert. Höher war in jedem Fall die Lebensqualität (61). Wenn gleichzeitig mit der Diagnose von MS die Patienten unverzüglich Omega-3 einnehmen, haben sie in den nächsten 2 Jahren weniger Schübe und sind nach 2 Jahren auch weniger behindert als eine Kontrollgruppe (62). Während der normale Verlauf bei MS ja stets abwärts zeigt, konnte bei Einnahme von Omega-3 und dem Ändern der Lebensgewohnheiten eine Verbesserung der körperlichen und der mentalen Gesundheit und der Lebensqualität festgestellt werden, die nicht nur dauerhaft, sondern nach 5 Jahren konsequenter Therapie deutlich ausgeprägter als nach 1 Jahr war (63). In einem in Englisch verfassten Buch hat ein australischer Professor, der selbst an MS leidet, sein multimodales Behandlungskonzept vorgestellt, mit dem er seine MS erfolgreich behandelt hat und welches auch Omega-3 enthält (64). Ich selbst kenne MS-Patienten, die ihre Erkrankung mit Omega-3 und anderen Nährstoffen (z. B. Selen, Vitamin D, B-Vitamine) seit Jahren völlig zum Stillstand gebracht haben. Es ist für mich völlig unverständlich, warum in der Neurologie dieser im Vergleich zu den Interferonen und anderen MS-Präparaten preiswerte und nebenwirkungsarme Therapieansatz praktisch keine Beachtung findet.

Colitis/Morbus Crohn

Wie jede Entzündungskrankheit müsste auch die entzündliche Darmerkrankung günstig auf Omega-3 reagieren. In einer großen Studie schätzte man die Omega-3-Zufuhr bei mehr als 25 000 Personen anhand eines Ernährungsfragebogens ab. Innerhalb eines Zeitraumes von 4 Jahren registrierten die Forscher jede neu aufgetretene Colitis ulcerosa und errechneten das statistische Risiko in Abhängigkeit von der Omega-3-Zufuhr. Das Drittel der Menschen mit einer guten Versorgung hatte demnach nur etwa ein halb so großes Risiko, an dieser belastenden Darmentzündung zu erkranken (65). Sie kann mit häufigem, teilweise auch blutigem Durchfall einhergehen. Längerfristig ist das Dickdarmkrebsrisiko enorm erhöht, weshalb regelmäßige Koloskopien erforderlich sind. Wenn nur noch halb so viele Menschen an Colitis ulcerosa erkrankten, wäre dies ein großer Erfolg. Doch hilft Omega-3 auch, wenn bereits eine Darmentzündung vorliegt? Um das zu erforschen, hat man Kindern mit Morbus Crohn Omega-3 gegeben. Nun zählte man die Schübe, die innerhalb eines Jahres zu einem Krankenhausaufenthalt führten. Ein Morbus-Crohn-Schub bedeutet für ein Kind, zehnmal und mehr täglich auf das WC gehen zu müssen, nicht zur Schule gehen zu können, nicht mit den Kameraden spielen zu können und ggf. sogar mit Infusionen künstlich ernährt werden zu müssen. Eine unglaubliche Einschränkung der Lebensqualität! Alle Kinder bekamen die übliche schulmedizinische Therapie. Trotzdem hatten fast alle Kinder in der Placebo-Gruppe (95 %) einen Schub. In der Omega-3-Gruppe waren es hingegen «nur» 61 %. Das war immer noch sehr viel. Aber mehr als einem Drittel der Kinder konnte ein unglaublich belastender Schub erspart werden (66). Ein Segen, der keinem Kind vorenthalten werden darf. Leider sind diese Erkenntnisse bei Gastroenterologen kaum bekannt und werden entsprechend selten angewandt.

Kasuistik

Vor vielen Jahren betreute ich in der Klinik eine junge Frau, bei der wegen heftiger Durchfälle eine Koloskopie durchgeführt wurde und eine Colitis ulcerosa festgestellt worden war. Da sie Privatpatientin war, hatte der Professor sie persönlich untersucht. Die Darmschleimhaut sah im Endoskop wie bei einer Colitis aus und die Histologie (mikroskopische Gewebeuntersuchung) bestätigte diese eindeutig. Eine schulmedizinische Therapie mit Cortison und weiteren Medikamenten lehnte die naturheilkundlich orientierte Patientin aber ab. In der Reha-Klinik wurde sie ayurvedisch und europäisch naturheilkundlich behandelt. Neben Ernährungstherapie, Entspannungsverfahren, Bewegungstherapie, Massagen, Mikrobiologie usw. erhielt sie auch eine orthomolekulare Therapie mit Vitamin D, Selen und natürlich Omega-3. Damit hatte sie immer weniger Durchfall. Nach einem Jahr bestand der Professor auf einer Nachuntersuchung, obwohl sie völlig beschwerdefrei war. Er konnte in der Koloskopie nicht den geringsten Hinweis auf eine Entzündung finden – und das, obwohl sie die schulmedizinische Therapie abgelehnt hatte. Ja, er ging sogar so weit zu behaupten, dass er sich in der Diagnose geirrt haben müsse und sie niemals eine Colitis gehabt habe. Das muss man sich einmal vorstellen: Eher gesteht ein Professor ein, sich trotz eindeutiger klinischer, koloskopischer und histologischer Befunde bei der Diagnose geirrt zu haben, als dass er sein dogmatisches Weltbild in Frage stellt und anerkennt, dass «ein paar Nahrungsergänzungen» in der Lage sind, eine so schwere und in der Regel chronische Erkrankung innerhalb eines Jahres komplett zu heilen. Die Patientin hat nie wieder eine Darmentzündung bekommen.

Zu diesem Fall muss ich noch zwei Anmerkungen machen: Zum einen sehen wir, dass Omega-3 kein alleiniges Wundermittel ist, sondern noch besser wirkt, wenn es mit anderen sinnvollen Therapien kombiniert und damit die therapeutische Wirkung potenziert wird. Keine einseitige Monotherapie, sondern eine komplexe Ganzheitstherapie ist bei schweren, chronischen Erkrankungen also gefragt. Omega-3 ist dabei immer ein Puzzlestein im Mosaik einer solchen multimodalen Behandlung. Zum anderen ist es dieser Patientin gelungen, auch ohne Schulmedizin einen sensationellen Therapieerfolg zu erleben. Nicht immer gelingt das so perfekt. Ich bin auch kein Anhänger einer polarisierenden Alternativmedizin («Schulmedizin bäh, Naturheilkunde gut»). Vielmehr arbeite ich fast immer komplementärmedizinisch. Omega-3 (und viele andere natürliche Therapien auch) beißen sich überhaupt nicht mit schulmedizinischen Maßnahmen, sondern ergänzen sie meist wunderbar. Wenn diese Kombination erfolgreich ist, dann dürfen wir auch nach und nach und unter gewissenhafter Kontrolle die schulmedizinischen Medikamente ausschleichen. Komplementärmedizin heißt nicht «entweder – oder», sondern «sowohl – als auch».

Neurodermitis

Kann man mit dem Öl der schuppigen Meeresbewohner vielleicht der trockenen, im Extremfall auch einmal nässenden und fast immer schuppenden Hautkrankheit begegnen? Die so genannte Western Diet (moderne Zivilisationskost westlicher Industrieländer) stellt nach Ansicht vieler Ernährungswissenschaftler aufgrund ihres im Vergleich zu früher massiv verringerten Gehaltes an Omega-3- bei gleichzeitiger Zunahme der Omega-6-Fettsäuren einen Risikofaktor für atopische Dermatitis dar. Doch gibt es dafür auch wissenschaftliche Belege? In einem Versuch mit Hunden mit Neurodermitis kam es bei einer Omega-3-reichen Diät zu einer deutlichen Verringerung der ekzematischen Erscheinungen. Nach Umstellung auf eine Omega-3-arme Ernährung nahmen die entzündlichen Hauterscheinungen wieder zu (67). Aber auch bei Menschen mit Neurodermitis funktioniert es gut. Nach 8 Wochen mit Omega-3 kam es bei mehr als 80 % der Patienten zu einer mehr als 50 %igen Verringerung eines Neurodermitis-Scores, wobei anzumerken ist, dass es sich ausschließlich um Patienten mit einer mäßigen oder schweren Neurodermitis handelte (68).

Psoriasis

In einer Studie wurden Psoriasispatienten mit einer sehr wirksamen topischen Salbe behandelt (ein Vitamin D-Abkömmling). Eine Gruppe erhielt zusätzlich Omega-3. Obwohl beide Gruppen eine effiziente Therapie erhielten, die zur deutlichen Besserung der Hautbeschaffenheit und zu mehr Lebensqualität führten war die Omega-3-Gruppe weit überlegen, was Hautrötung, Juckreiz, Psoriasis-Schwere-Score und Nagelbefall-Score und Lebensqualität betraf (69). Manchmal ist ein eindrucksvoller Einzelfall überzeugender als eine große, sauber durchgeführte Studie.

Kasuistik

Hallo. Mein Name ist Markus, ich bin 38 Jahre alt und ich wohne auf der Schwäbischen Alb.

Meine Krankheit ist Psoriasis, auch Schuppenflechte genannt. Die habe ich schon seit meiner Kindheit. Doch erst richtig ausgebrochen ist sie mit 15 und wurde immer schlimmer. Damals gab es für die Behandlung leider nur Cortison. Das war am Anfang auch gut, aber beim Absetzen des Medikamentes wurde die Psoriasis immer schlimmer.

Ein kurzer Aufenthalt in einer Hautklinik in Tübingen brachte auch kein zufrieden-stellendes Ergebnis. Auch nicht eine Genforschung in Kiel. Auch diverse Diäten halfen nicht. Dann lernte ich meine damalige Freundin kennen und fand mich einfach damit ab, diese Krankheit zu haben. Als dann jedoch die Beziehung zu Ende ging, machte ich mir langsam Gedanken, mein Verhalten und meine Ernährung zu überdenken. So sammelte ich über 5 Jahre Erfahrungen. Vegan, vegetarisch, Rohkost, Mischkost … Und um ehrlich zu sein, half mir die Mischkost ein wenig. Wenig Fleisch, viel Obst und Gemüse. Doch es musste einfach mehr geben. Es musste noch besser werden. Die Blicke der Leute störten mich sehr. Und auch Schwimmengehen war eine Tortur. Also forschte ich weiter. Dann entdeckte ich, dass Omega-3-Fettsäuren helfen können. Viel Fisch essen, hieß es. Doch so viel Fisch konnte ich ja unmöglich essen, um die hohen Dosen der Omega-3-Fette zu erreichen. Und so kam ich über das Internet zu San Omega (heute NORSAN). Ich entschied mich für das Fischöl, weil es aus Wild-fang kommt und von guter Qualität ist. Ich habe es umgehend bestellt und probiert.

Wie empfohlen, kam 1 Esslöffel Öl in das Müesli. Nach etwa vier Wochen sah mei-ne Haut schon besser aus. Nach knapp einem Jahr war ich fast beschwerdefrei. Ich brauchte keine aggressiven Medikamente mehr. Natürlich ist das auch sofort meinem Umfeld aufgefallen und jeder hat gefragt, was ich gemacht habe. Das bestätigt einen und tut gut. Seitdem empfehle ich dieses Öl gerne weiter und kann alllle nur dazu ermuntern, sich gesund zu ernähren und auch das San-Omega-3-Öl (jetzt NORSAN total Öl) zu nehmen. Ich habe ein ganz neues Lebensgefühl gewonnen und kann wieder mit einem Lächeln durch den Tag gehen.

Übergewicht

Je höher der Omega-3-Index, desto geringer ist das Gewicht bei Übergewichtigen. Oder umgekehrt: Je schlechter Übergewichtige mit Omega-3 versorgt sind, umso dicker sind sie. Nun könnte man ja meinen, dass die zusätzliche Zufuhr von energiereichem Fett (9 kcal pro Gramm!) eher zu Übergewicht als zu einer Abnahme führt. Bei hoher Zufuhr von Omega-3 gelingt eine Gewichtsabnahme zusammen mit Bewegung leichter als mit Omega-6. Damit konnte eine Gewichtsreduktion von 1,5 kg in 3 Monaten im Vergleich zu den anderen Gruppen mit Omega-6 ohne Bewegung erzielt werden (70). Was sind braune Fettzellen? Früher dachte man, nur Säuglinge haben braune Fettzellen. Diese verbrauchen Energie und produzieren Wärme, wie dies sonst nur bei körperlicher Bewegung möglich ist. Es konnte inzwischen gezeigt werden, dass Omega-3 die Bildung solcher energieverbrauchender brauner Fettzellen begünstigt (71). Omega-3 verbessert außerdem das Sättigungsgefühl (72). In einem Versuch an Mäusen hatten die mit Omega-3 gefütterten Mäuse ein um 10 % geringeres Körpergewicht als ohne Omega-3. Der Bauchfettanteil – das ist das «richtig gefährliche Fett» – war sogar um 20 % geringer (73). Also: Nicht an Omega-3 in Fisch oder Fischöl sparen. Die Pfunde schmelzen mit ihnen leichter.

Tipp: Noch besser gelingt die Gewichtsabnahme, wenn Omega-3 nicht zusätzlich, sondern anstelle anderer Fette verwendet wird. Deshalb 1 Esslöffel Öl im Salat oder in der Suppe durch Fisch- oder Algenöl ersetzen.

Fettstoffwechselstörungen

Immer wieder höre ich, dass Omega-3 das Cholesterin senken soll. Das finde ich schon recht merkwürdig. Omega-3 kann ganz viele Krankheiten heilen oder verhüten. Das Cholesterin senken können sie aber nicht. In einer Meta-Analyse mit immerhin 11 Studien stellte man eine Senkung der Triglyceride fest. Das gute HDL stieg, ebenso das LDL (74). In einer Meta-Analyse mit 20 Studien (allerdings an Diabetikern) kam es mit dem Fischöl zu einer signifikanten Triglyceridsenkung, Cholesterin, LDL und HDL veränderten sich aber nicht (75). Und wie schon bei anderen Indikationen waren unter ALA aus Leinöl keine positiven Effekte zu verzeichnen. Cholesterin, LDL und Triglyceride blieben im Durchschnitt unbeeinflusst, das gute HDL war in der Meta-Analyse mit 15 Studien sogar leicht gesunken (76). Trotz dieser «enttäuschenden» Ergebnisse würde ich Omega-3 (aber aus maritimer Quelle) zur Vorsorge oder Behandlung bei allen Herzkrankheiten anwenden. Auch wenn der Nutzen sich «nur» auf eine Senkung der Triglyceride und einen Anstieg des HDL beschränken sollte, profitieren Herzpatienten von der blutverdünnenden Wirkung, der beruhigenden Wirkung auf das vegetative Nervensystem und der leichten Blutdrucksenkung.

Altersbedingte Makuladegeneration (AMD)

Die Makuladegeneration ist eine Erkrankung der Netzhaut des Auges, die zu einer Sehbehinderung und langfristig sogar zur Blindheit führen kann. In Deutschland leiden 2 Millionen Menschen daran. Bei der trockenen Makuladegeneration ist das Carotonoid Lutein (ein dem Beta-Carotin verwandtes Vitamin) hilfreich. Bei der feuchten Makuladegeneration sind Antioxidantien, Vitamin C und E, Selen, Zink hilfreich. Lutein, Zeaxanthin und Omega-3-Fettsäuren sinnvoll. In einer Studie mit fast 40 000 älteren Ärztinnen zeigte sich, dass das Drittel mit der besten Omega-3-Versorgung eine Risikominderung von mehr als einem Drittel hatte (77). Wenn der AA/EPA-Quotient bei einer schweren, trockenen AMD auf unter 2 gesenkt werden kann (dafür benötigt man meist deutlich mehr als 2 g Omega-3), kann die Sehkraft auf der Sehtafel immerhin noch um eine ganze Linie verbessert werden (78).

Trockene Augen

Nicht nur eine schwere Augenkrankheit wie AMD kann Omega-3 verbessern, sondern auch leichtere Befindlichkeitsstörungen, unter denen die Betroffenen aber mitunter sehr leiden, können deutlich gebessert werden. 105 Versuchspersonen erhielten entweder mehr als 2 g Omega-3 oder Omega-6. Nach 12 Wochen war die Tränenflüssigkeit und die klinische Symptomatik in der Omega-3-Gruppe deutlich besser (79). In der Langzeitanwendung über 24 Wochen war Omega-3 ebenfalls zuverlässig bei der Verbesserung der subjektiven Beschwerden (80). Besonders Bildschirmarbeiter mit der Neigung zu trockenen Augen können von Omega-3 deutlich profitieren und möglicherweise sogar auf die lokale Applikation von Augentropfen verzichten.

AD(H)S

Im Kindesalter ist das AD(H)S (Aufmerksamkeitsdefizit-(Hyperaktivitäts)störung) für Eltern, Lehrer, Umgebung und nicht zuletzt für die betroffenen Kinder sehr belastend. So erstaunt nicht, dass die Verordnung von «schweren Psychopharmaka» (z. B. Ritalin®) in den letzten Jahren kontinuierlich angestiegen ist. Ritalin unterliegt dem Betäubungsmittelgesetz (wie etwa Morphiumpräparate) und seine Langzeitwirkung ist gänzlich unerforscht.

1993 wurden in Deutschland 34 kg Ritalin® verschrieben, 2013 waren es schon 1803 kg. Führt Omega-3 vielleicht zu weniger Nebenwirkungen? 2253 Jungen und 2309 Mädchen zwischen 6 und 16 Jahren wurden verschiedenen kognitiven Tests unterzogen. Je höher die Omega-3-Zufuhr aus der Nahrung war, desto besser schnitten die Kinder in den Tests ab. Je höher die Omega-6-Zufuhr in der Nahrung war, umso schlechter schnitten die Kinder ab. Interessanterweise war dieser Effekt bei den Mädchen etwa doppelt so stark wie bei den Jungen (81).

6–12-jährige Kinder mit AD(H)S, die auf eine 6-monatige Therapie mit Ritalin und einer Verhaltenstherapie bezüglich Sozial- und Lernverhalten nicht (!) angesprochen hatten, erhielten Omega-3 oder ein Placebo. Man hat also die schwer therapierbaren AD(H)S-Kinder ausgewählt. Nach 3 Monaten gab es keine statistisch signifikanten Unterschiede zwischen Omega-3 und Placebo! Also funktioniert Omega-3 doch nicht? Erst nach 6 Monaten gab es signifikante Unterschiede bezüglich Unaufmerksamkeit, Impulsivität sowie Kooperation mit Eltern und Lehrern. Es gab sogar hochsignifikante Unterschiede ($p < 0,01$) bezüglich Ruhelosigkeit, Aggressivität und Arbeitsverhalten. Die Effektstärken lagen bei bis zu 1,4 nach 6 Monaten (in der Statistik werden Effektstärken ab 0,5 als relevant angesehen). Es ist also nicht nur wichtig, Omega-3 in guter Dosierung zu geben, sondern gerade bei AD(H)S muss man auch lange genug behandeln (82).

Was AD(H)S-Ärzte sagen: Ältere Menschen, die einmal in der Woche Fisch und zwei- bis dreimal in der Woche Fleisch essen, haben einen AA/EPA-Quotienten von etwa 10, die meisten Kinder und Jugendlichen haben einen Quotienten von 15–25, AD(H)S-Kinder haben aber fast immer einen Quotienten von 40–50. Das bedeutet, sie haben fast keine Omega-3-Fettsäuren, die für die richtige Funktion der Gehirnzellen von entscheidender Bedeutung sind.

Diese Fakten legen nahe, dass Schulkinder zur Verbesserung (oder zum Erhalt) ihrer geistigen Fähigkeiten und ihres Sozialverhaltens gut mit Omega-3-Fettsäuren maritimen Ursprungs (nur diese enthalten EPA und vor allem DHA) versorgt werden sollten. Es braucht mehrere Portionen fetten Kaltwasserfisch (keine Fischstäbchen aus magerem Kabeljau!) pro Woche, um präventiv eine optimale Versorgung zu erreichen. In der Therapie von Unaufmerksamkeit, Gedächtnis- und Konzentrationsstörungen oder gar AD(H)S wird man um eine Therapie mit Kapseln oder Öl nicht herumkommen. Ein Erwachsener oder ein schon fast «ausgewachsener» Jugendlicher braucht in der Regel 2 g reine Omega-3-Fettsäuren, um einen guten Spiegel im Blut zu erreichen. Das entspricht 1 EL Fischöl oder 15 herkömmlichen Fischölkapseln. Kinder benötigen je nach Körpergewicht entsprechend weniger.

Epilepsie

Neurologische Erkrankungen und psychische und psychiatrische Erkrankungen sprechen wegen des hohen Omega-3-Anteiles in den Nervenzellen besonders gut auf Omega-3 an. Die Epilepsie (früher auch als Fallsucht, heute als zerebrales Krampfleiden bezeichnet) ist die für den Betroffenen und das soziale Umfeld am meisten belastende neurologische Erkrankung überhaupt. Die Anfälle selbst kosten den Patienten viel Energie und haben ein erhebliches Verletzungsrisiko. Aber auch die während einem Anfall in großer Menge ausgeschütteten Nervenbotenstoffe können langfristig zu Hirnschäden führen. Die Angst vor dem nächsten Anfall ist für Betroffene, Familie, Freunde und Arbeitskollegen eine zusätzliche große Belastung. Es gibt zwar heute Medikamente, die teilweise sehr gut wirken, aber nicht bei jedem und auch nicht immer gehen die Anfälle zurück, womit für den Patienten und dessen Lebensqualität viel gewonnen wäre.

In einer Studie mit 24 Epileptikern, die nicht auf die üblichen Medikamente angesprochen hatten, konnten die Anfälle mit etwa 1 g EPA/DHA um ein Drittel reduziert werden (83). In einer Studie mit 70 Kindern zwischen 4 und 12 Jahren mit therapieresistenter Epilepsie erhielten diese entweder 600 mg EPA/DHA oder ein Placebo-Öl. Die Kinder hatten teilweise mehr als 10 Anfälle pro Tag. In der Kontrollgruppe gab es nahezu keine Veränderung der Anfälle. In der Omega-3-Gruppe gab es nach 3 Monaten kein Kind mehr mit mehr als 3 Anfällen pro Monat. 57 % der Kinder wurden vollständig anfallsfrei, in der Placebo-Gruppe jedoch kein einziges Kind (84). Jeder Epileptiker sollte daher Omega-3-Fettsäuren für mindestens 3 Monate in einer guten Dosierung einnehmen, um zu sehen, wie gut er darauf anspricht.

Psychose

Die schwerste psychische, genauer psychiatrische Krankheit, die wir uns vorstellen können, ist die Psychose. Dabei handelt es sich um eine schwere psychische Störung, die mit einem Realitätsverlust einhergeht. Oft sind Wahnvorstellungen damit verbunden, z. B. bei einer schizophrenen Psychose. In einem Versuch hat man Personen mit einer unterschwelligen Psychose 3 Monate lang mit Omega-3 behandelt. Dann hat man die Behandlung merkwürdigerweise eingestellt. Ich hätte es sehr sinnvoll gefunden, diese Risikopersonen auf Dauer zu behandeln. Nach 6, 7 Jahren hat man geschaut, wer eine richtige Psychose bekommen hat und wer nicht. In der Placebo-Gruppe waren das immerhin über 40 %, in der Omega-3-Gruppe jedoch weniger als 10 %. Omega-3 schützt daher eindeutig vor dem Ausbrechen einer Psychose bei Gefährdeten (85).

Bipolare Störung

Diese schwere affektive psychische Störung wurde früher als manische Depression bezeichnet – der Patient ist «einmal himmelhochjauchzend, einmal zu Tode betrübt». Die bipolare Störung gehört laut WHO zu den zehn Erkrankungen, die am meisten zu einer chronischen Behinderung führen. 15 bis 30 % der Patienten begehen Selbstmord. Kann bei dieser schweren Krankheit Omega-3 etwa auch helfen? Jugendliche mit bipolarer Störung erhielten in einem offenen Versuch knapp 2 g EPA/DHA (mehr DHA als EPA), wonach es nach 6 Wochen zu einer deutlichen Verminderung sowohl der depressiven als auch der manischen Symptome kam (86). Ein ähnlicher Versuch mit Leinöl und Placebo ergab jedoch keinen Unterschied zwischen beiden Gruppen. Nur EPA/DHA sind in der Lage, bei dieser psychischen Krankheit für Stabilität zu sorgen, nicht jedoch die pflanzliche ALA (87).

Suizid

Die schwerste Folge einer psychischen Erkrankung ist der Suizid, die Selbsttötung, der Selbstmord, der Freitod. Kann Omega-3 dazu beitragen, die Selbsttötungsdelikte zu vermindern? 2011 haben sich in Deutschland mehr als 10 000 Menschen das Leben genommen – das sind etwa dreimal mehr Todesfälle als im Straßenverkehr! In einer Studie wurden die Blutwerte von 100 Menschen nach einem Suizidversuch mit denen Gesunder verglichen. Der EPA-Spiegel lag bei den Gesunden bei 1,06 % der Gesamtfettsäuren, bei den Selbstmordkandidaten waren es aber nur 0,74 %. Statistisch wurde das Viertel der Teilnehmer mit dem niedrigsten EPA mit denen mit dem höchsten Spiegel verglichen: Die schlecht mit Omega-3-Fettsäure EPA versorgten Menschen hatten ein achtfach (!) erhöhtes Risiko, einen Selbstmordversuch zu machen (88). Diese Studie zeigt einen Zusammenhang zwischen niedrigem Omega-3-Spiegel und Selbstmordneigung. Ein Beweis bezüglich Wirksamkeit von Omega-3 hat man erst, wenn man den Risikogruppen Omega-3 oder Placebo gibt und es in der Omega-3-Gruppe tatsächlich zu weniger Suiziden kommt. Diese Studien existieren noch nicht, aber immerhin ist die Datenlage so überzeugend, dass mehrere Studien zu dieser Frage auf den Weg gebracht wurden. Besonders gefährdet sind ältere Menschen sowie ehemalige Soldaten, die an sinnlosen Kriegen wie etwa in Irak oder Afghanistan teilgenommen haben. Hierzu laufen im Moment zwei große Studien, die den Nutzen von Omega-3 zur Vermeidung von Suiziden erforschen (89, 90). Aufgrund der vorhandenen Erkenntnisse würde ich einem gefährdeten Menschen Omega-3 nicht mehr vorenthalten wollen. Den meisten Psychiatern sind diese Daten aber nicht bekannt. Die Wahrscheinlichkeit, von seinem Psychiater bei einer psychischen Krankheit oder einer Suizidgefahr Omega-3 empfohlen zu bekommen, ist nahezu gleich null. Man kann nur hoffen, dass sich das in den nächsten Jahren zugunsten der leidenden Patienten drastisch ändert!

Zusammenfassung

Ständig kommen neue «Wundermittel» auf den Markt. Ich bin seit fast 35 Jahren als Arzt tätig. Ich habe in der konventionellen Medizin viele Medikamente gesehen, die bei bisher unheilbaren oder schlecht behandelbaren Krankheiten wahre Wunder vollbringen sollten. Entweder haben diese ihre Versprechen nicht gehalten oder sie wurden nicht selten nach wenigen Jahren wegen schwerer Nebenwirkungen vom Markt genommen. In der Naturheilkunde ist es noch schlimmer. Dieser Markt ist überhaupt nicht reguliert. Jeder kann alles auf den Markt bringen und mit unhaltbaren Versprechungen werben. Okay, es gibt einige nationale Vorschriften, die bei Nahrungsergänzungen vollmundigen Heilsversprechungen einen gewissen Riegel schieben. Aber an Vorträgen oder in Blogs kann jeder praktisch alles behaupten. Ich muss gestehen, je länger ich Arzt bin, desto kritischer und skeptischer bin ich geworden. Ich ärgere mich immer wieder, wenn gutgläubige Patienten auf haltlose Versprechungen hereinfallen und viel Geld verlieren, welches sie anderweitig viel besser hätten brauchen können.

Beispiele gefällig? Vor einigen Jahren wurde versprochen, dass mit Apfelessigkapseln die Pfunde wie Schnee in der Sonne schmelzen. Mit Noni-Saft aus der Südsee haben Krebszellen überhaupt keine Chance. Wer unter Erschöpfung leidet und ein Burnout befürchtet, dem hilft Guarana, eine Power-Droge aus dem Amazonas-Urwald. Und Himalaya-Salz hilft bekanntlich gegen Arteriosklerose und alle anderen Zivilisationskrankheiten sowieso. Was ist davon zu halten? Nun, kennen Sie irgendjemanden, der mit Apfelessigkapseln nachhaltig abgenommen hat? Wenn Noni-Saft Krebs heilen würde, dann hätte sich das irgendwann in Selbsthilfegruppen herumgesprochen. Guarana ist die koffeinreichste Pflanze der Welt und nichts anderes als besonders teurer Kaffee. Und Himalaya-Salz ist zu 98 % ein stinknormales Steinsalz mit ein paar eisenhaltigen Verunreinigungen, die aber zu einer Vervielfachung des Preises führen (nebenbei: im Himalaya gibt es gar keine Salzlagerstätten, das «Himalaya»-Salz kommt aus dem Karakorum-Gebirge in Pakistan).

So, und jetzt stelle ich mit Omega-3 eine Nahrungsergänzung vor, die gewissermaßen eine Panakeia, ein Universalheilmittel, darstellt. Ich muss gestehen, wenn mir jemand eine Substanz mit all diesen Wirkungen schmackhaft machen würde, dann wäre ich mehr als misstrauisch. Im Gegensatz zu den unbewiesenen Behauptungen der anderen «Wunderheilmittel» gibt es aber zu Omega-3 mehr als 3000 klinische Studien, also nicht nur wissenschaftliche Veröffentlichungen, sondern richtige, von Wissenschaftlern durchgeführte und von Ethikkommissionen genehmigte Experimente an Menschen (oder Tieren), die nahezu alle die medizinische Wirksamkeit bei den verschiedensten Indikationen beweisen. Einige besonders aussagekräftige Studien habe ich hier mit angeführt. Die meisten konnte ich nicht berücksichtigen, da dies einfach den Rahmen dieses Ratgebers gesprengt hätte.

Ich behaupte allen Ernstes: Wenn Omega-3 kein natürliches Lebensmittel wäre, sondern ein chemisches Medikament, dann hätte sich eine Pharmafirma das Patent darauf gesichert. Sie würde Kongresse veranstalten, Professoren für Vorträge engagieren und bei den Zulassungsbehörden aufgrund der eindeutigen Studienlage erreichen, dass Omega-3 als Medikament für viele Indikationen zugelassen würde. Aber «leider» ist Omega-3 natürlichen Ursprungs. Jeder kann es als diätetisches Lebensmittel oder als Nahrungsergänzung herstellen und vertreiben und es hat im Vergleich zu den patentierbaren Arzneimitteln eine so geringe Gewinnmarge, dass die Hersteller und Vertreiber sich keine aufwändigen Marketingmaßnahmen leisten können. Kassenanerkannt ist natürliches Fischöl natürlich auch nicht, so dass nebenwirkungsbehaftete Medikamente, deren Nutzen mitunter mehr als zweifelhaft ist, von den Krankenkassen erstattet werden, aber praktisch nebenwirkungsfreie Substanzen wie Omega-3 nicht. Es gibt ein von der Kasse bei bestimmten Indikationen rückerstattungspflichtiges Omega-3-Präparat, das allerdings kein natürliches Fischöl enthält, sondern chemisch gleich zweimal verändert wurde – die Konzentration von Omega-3 wurde mit aufwändigen chemischen Prozessen erhöht und es wurde verestert. Dass natürliche Mittel praktisch nicht mehr kassenpflichtig sind, hat in Deutschland eine grüne Gesundheitsministerin zu verantworten. Kassenpflichtig sind seitdem nur noch rezeptpflichtige Medikamente (bis auf ganz wenige Ausnahmen wie Johanniskraut, Flohsamen und Mistel unter ganz bestimmten Bedingungen). Die Rezeptpflicht gilt aber nur, wenn Medikamente ein bestimmtes Maß an Nebenwirkungen aufweisen, sie ist kein Beleg für die Wirksamkeit. Seitdem sind Pharmafirmen quasi von der Politik gezwungen, nur noch Medikamente herzustellen mit nicht zu wenigen Nebenwirkungen – sonst werden sie nicht rezeptpflichtig und damit auch nicht von der Krankenkasse erstattet. Ein genialer Schachzug der pharmafreundlichen «Gesundheits»politik – mit gesundem Menschenverstand hat das nichts mehr zu tun.

Was kostet Omega-3

Als Patient und gesundheitsbewusster Mensch, der eine sinnvolle Prävention befürwortet, muss man Omega-3 wohl oder übel selbst kaufen. Die Kosten für eine ausführliche Fettsäureanalyse liegen bei CHF 125.– bis 250.–/Euro 59,– bis 89,–. Die Tagestherapiekosten liegen bei einem qualitativ hochwertigen Präparat mit einem günstigen Preis-Leistungs-Verhältnis bei etwa CHF 1.30/Euro 1,–. Sind Sie sich das wert? Was kostet der jährliche Check des Autos und ein gutes Motoröl?

Seit einigen Jahren bin ich ein großer Freund von Omega-3. Ich habe Omega-3 bei bestimmten Krankheiten eingesetzt. Das hat sich, seitdem ich mich mit der wissenschaftlichen Datenlage zu Omega-3 für dieses Buch befasste, gehörig geändert. Nun setze ich Omega-3 bei allen im Buch erwähnten Krankheiten und bei sehr vielen Patienten ein. Und mit der Fettsäureanalyse sehe ich erstmals, ob meine Empfehlung auch im Körper der Patienten ankommt. Und bei hoher Dosierung und bei nachgewiesenen optimalen Werten beobachte ich endlich auch die erhofften therapeutischen Erfolge, die ich früher nie beobachtet habe, wenn die Patienten «so mal eben ein oder zwei Kapseln irgendeines Präparates ab und zu geschluckt hatten».

Die Studiensituation legt nahe: Jeder Gesunde sollte regelmäßig Omega-3 in einer vernünftigen Dosis nehmen, um seine Gesundheit und seine Leistungsfähigkeit zu erhalten. Jeder Kranke (wenn die Krankheit mit Omega-3 zusammenhängt) muss aber Omega-3 in einer therapeutischen Dosis nehmen, um ein Fortschreiten der Erkrankung zu verzögern, die Symptome zu lindern und im besten Fall die Krankheit sogar zu heilen!

Ich selbst bin seit Jahren ein so genannter «Flexitarier», d. h., ich ernähre mich fast ausschließlich ovo-lakto-vegetabil (vegetarisch mit wenig Milchprodukten und Eiern) und esse sehr selten Fleisch. Aber Fische habe ich als Hauptmahlzeit oder auf dem Brot mehrfach in der Woche verzehrt. Seit der Arbeit an diesem Buch nehme ich jedoch regelmäßig 2 Gramm Omega-3 ein – mindestens an den Tagen, an denen ich keinen fetten Seefisch auf dem Speiseplan habe. Omega-3 ist nicht nur ein wesentlicher Bestandteil meiner therapeutischen Arbeit am Patienten, sondern auch in meinem eigenen Alltag geworden. Ich möchte Omega-3 weder in meinem therapeutischen Alltag noch auf dem Teller missen!

Kapitel 3

Konsequenzen

So, nun sollten Sie genügend «Futter» haben, um zu wissen, welche Krankheiten mit Omega-3 vermieden oder sogar behandelt werden können. In diesem Kapitel befassen wir uns mit den Konsequenzen. Wir wollen nicht um den heißen Brei herumreden, sondern ganz konkrete Angaben machen, welche Mengen gut sind, wie man diese zuführen kann und was dabei zu beachten ist – besonders bei der Einnahme von Omega-3-Präparaten.

Diese Fette und Öle gehören auf den Teller

Omega-3 ist ein Bestandteil von Lebensmitteln. Wenn wir also die richtigen Lebensmittel in genügender Menge einnehmen, dann haben wir keine Probleme mit zu wenig Omega-3 oder einem ungünstigen Omega-6/-3-Quotienten.
Fangen wir mit den Pflanzen an. Hier gibt es nur wenige Pflanzen beziehungweise daraus hergestellte Öle, die wirklich substantielle Mengen an Omega-3 besitzen:

Leinöl	56–71 %
Chiaöl	64 %
Perillaöl	60 %
Sancha-Inchi-Öl	48 %
Leindotteröl	38 %
Hanföl	17 %
Baumnuss-/Walnussöl	13 %
Rapsöl	9 %
Sojaöl	8 %
Weizenkeimöl	7 %
Andere	< 1 %

Quelle: www.wikipedia.de; all diese Öle sind Naturstoffe, bei denen es natürliche Schwankungen geben kann.

Leinöl ist also die pflanzliche Omega-3-Bombe. Leinsamen gehen natürlich auch (sie enthalten etwa ein Drittel Fett, also etwa ein Sechstel Omega-3). Hanföl gibt es in vielen Naturkostläden und immer mehr auch in Supermärkten. Rapsöl ist mittlerweile weit verbreitet. Viele Rapsöle enthalten mittlerweile aber durch besondere Züchtungen wesentlich weniger Omega-3, damit Fastfood-Ketten mit diesem preiswerten Öl frittieren können, ohne dass zu viele Transfettsäuren entstehen. Sojaöl enthält zwar gar nicht so wenig Omega-3, aber etwa zehnmal so viel Omega-6, so dass der 6/3-Quotient, den ich ja gerade bei Entzündungen senken will, durch Sojaöl praktisch nicht verbessert wird. Ähnliches gilt für Weizen- und Baumnuss-/Walnussöl. In letzter Zeit wird viel Werbung für Chiasamen, Inkanuss und Perillaöl gemacht. Chiasamen sind ein gesundes und wertvolles Lebensmittel und bezüglich

Omega-3-Gehalt in etwa gleich wie die Leinsamen. Perillaöl enthält genauso viel Omega-3 wie Leinöl. Und auch die Inkanuss ist eine gute Omega-3-Quelle. Wer diese Omega-3-Quellen für sich nutzen will, kann dies gern tun – es sind halt sehr exotische, teure Alternativen zu unseren heimischen Erzeugnissen. Sie enthalten allerdings nur die Alpha-Linolensäure und nicht EPA oder DHA. Wir haben gesehen, dass ALA nicht funktioniert, wenn ich die guten Effekte von Omega-3 erreichen möchte. Als Pflanzenöl darf es trotzdem auf den Tisch beziehungsweise auf den Teller kommen, da bei einer großen Menge von ALA weniger AA aus LA gebildet wird. Dadurch wird schließlich auch der für Entzündungen und andere Erkrankungen wichtige AA/EPA-Quotient etwas verbessert, aber ALA reicht allein nicht aus, es ist lediglich eine Ergänzung der eigentlich wichtigeren EPA/DHA-Zufuhr.

Daher gilt: Jetzt aber ran an die Fische! Hier haben wir wirklich EPA und DHA satt auf dem Teller. Wie die Inhaltsliste zeigt, gibt es auch hier Riesenunterschiede. Man sollte schon die «Fetten» bevorzugen – Sprotte, Makrele, Sardelle, Sardine, Hering und Lachs. Nur sie sind wirklich «voll fett» – und das im wahrsten Sinne des Wortes. Sie sind nämlich voll Omega-3-Fett. Und sie gehen wirklich in jeder Form: frisch vom Kutter oder aus dem Fischgeschäft, tiefgefroren aus der Truhe oder auch aus dem Glas oder aus der Dose. Wer es ein wenig luxuriöser mag: Echter Kaviar steht den fetten Fischen in nichts nach, was den Omega-3-Gehalt angeht. Es war eben schon immer etwas teurer, einen guten Geschmack zu haben.

Achtung: Manchmal findet man Fischkonserven in Öl eingelegt. Dabei wird nicht selten minderwertiges Sonnenblumenöl verwendet, das man weggießen sollte, weil sonst der Omega-6/3-Quotient des «guten» Fisches durch das «schlechte» Öl verwässert wird (obwohl der Begriff Verwässern bei Ölen eigentlich nicht so gut passt). Am besten nimmt man Fische, die gar nicht in einem artfremden oder aber in Olivenöl eingelegt sind, wenn es denn schon Konserven sein müssen.

Fisch	Omega-3/100g in mg	Menge für 2 g Omega-3 in g (ca.)
Sprotte	3080	65
Makrele	2922	70
Sardelle	2313	90
Kaviar (echt, Stör)	2206	100
Hering	2038	100
Lachs	1748	110
Aal	1447	140
Forelle	1024	200
Dorade	924	220
Auster	907	220
Thunfisch	816	250
Rotbarsch	574	350
Steinbeißer	527	380
Heilbutt	497	400
Krill	440	450
Krevette/Garnele	366	550
Kabeljau	354	560
Miesmuschel	244	820
Languste	250	800

Quelle: Souci, S.W.; Fachmann, W.; Kraut, W. (2016):
Die Zusammensetzung der Lebensmittel-Nährwert-Tabellen.
MedPharm Scientific Publishers, Wissenschaftliche Verlagsgesellschaft Stuttgart.

Zur besseren Veranschaulichung habe ich die Tagesmenge aufgeführt, die notwendig ist, um die übliche therapeutische Dosis von 2 g Omega-3 zu erzielen. Je nach Fanggebiet und Ernährung des Fisches sind hier natürlich Abweichungen möglich. Bei mageren Fischen wie Kabeljau, Steinbeißer oder Rotbarsch muss man mit 300 bis 400 g schon eine recht große Portion verzehren. Das braucht es für 2 g Omega-3 – aber dann täglich, bitte. Von nicht-fischigen Meeresbewohnern wie Muscheln und Krustentieren sind es sogar 400 bis 800 g. Das schafft keiner, außer den Eskimos, pardon: Inuit, wie sie politisch korrekt heißen.

Wie viel Fisch ist noch gesund?

Die Ozeane sind überfischt. Die Menschen missbrauchen die Meere für die Müll-lagerung und leiten Abwässer, Schwermetalle, Pestizide, Plastik und Radioaktivität (Fukushima verliert immer noch Radioaktivität, auch wenn die Medien nicht mehr darüber berichten) in nicht mehr verantwortbaren Mengen ab. Welche Fische dür-fen wir denn in welcher Menge überhaupt noch essen? Oder sollte es dann besser Zuchtfisch sein? Oder darf man gar nichts mehr aus dem Meer verzehren?

Ich möchte dazu einige Fakten liefern. Entscheiden muss jeder schon selber. Eine Patentlösung gibt es nicht, aber die Kenntnis einiger wichtiger, aber nicht groß publizierter Fakten kann die Entscheidungsfindung erleichtern.

- Zuchtfisch geht einfach gar nicht. Ausnahme: Fisch aus Bio-Zucht, wo wirklich nachweislich keine Antibiotika oder Ethoxyquin (siehe unten) eingesetzt werden, was auch bei Bio-Zuchten nicht immer unbedingt vorausgesetzt werden kann, wie Greenpeace in einer großen Testreihe herausgefunden hat. Aber auch in Bio-Zuchten muss 4 kg Fisch eingesetzt werden, um 1 kg Fisch zu erzeugen. Und wenn die Fische nicht mit Meeresprodukten, sondern mit Getreide oder Soja gefüttert werden, dann haben sie natürlich auch weniger Omega-3.
- Lachs aus konventionellen norwegischen Zuchtfarmen oder Pangasius aus Viet-nam oder Tilapia aus Afrika sollten überhaupt nicht verzehrt werden. Diese Fische müssen so billig wie möglich produziert werden. Sie bekommen minderwertiges Futter. Wenn das Futter keinen Fisch enthält, dann hat auch der Zuchtfisch wenig Omega-3. Wenn die Fische maritimes Futter bekommen, dann meist Fischabfälle. Das Futter aus diesen Abfällen wird aber kaum sorgfältig produziert, so dass die Omega-3-Fettsäuren meist oxidiert und damit wertlos geworden sind.
- Toxikologisch sind Meeresfische noch verantwortbar, wenn es sich eher um kleine Fische handelt. Fisch am Ende der Nahrungskette wie Thunfisch, Hai oder Schwertfisch haben massiv Schadstoffe angereichert und sollten – wenn über-haupt – maximal einmal im Monat verzehrt werden.
- Ökologisch können laut Greenpeace-Einkaufsratgeber nur noch ganz wenige Fische empfohlen werden. Immerhin sind einige Fische wie Sardine im Atlantik und Kabeljau im Nordatlantik noch unproblematisch. Laut diesem Einkaufsrat-geber rät Greenpeace aber zu Tilapia aus Vietnam. Das ist zwar aus Sicht der natürlichen Tilapia-Bestände sinnvoll, aus Sicht des Verbrauchers kann ich aber nur dringend von solchen Zuchtfischen (siehe oben) abraten. Selbst «Experten-meinungen» wie die von Greenpeace sind also mitunter kritisch zu hinterfragen.
- Ethoxyquin ist ursprünglich ein Pflanzenschutzmittel, welches von Monsanto ent-wickelt wurde. Monsanto hat traurige Berühmtheit mit Pflanzenschutzmitteln und Gentechnik erlangt. Es ist in Deutschland und in der Schweiz mittlerweile nicht mehr als Pflanzenschutzmittel, aber immer noch als Futterzusatzstoff zugelassen. Praktisch alle Fischmehle für die Fischzucht, aber auch für die Tiermast enthalten Ethoxyquin als Antioxidationsmittel. Und jetzt kommen einige Fakten, die einem

die Haare zu Berge stehen lassen: Für Fleisch von Rindern und Geflügel gibt es Höchstgrenzen für Ethoxyquin. Für Fische aber nicht, obwohl die meisten Zuchtfische Mengen enthalten, die ein Mehrfaches der erlaubten Menge bei anderen Tieren betragen. Für diese gibt es zwar einen Grenzwert, aber ist dieser auch sicher? Die EFSA, die Europäische Lebensmittelsicherheitsbehörde, sagt, dass sie keinen sicheren Grenzwert benennen kann, weil es hierzu einfach keine Daten gibt. Kann man sich das vorstellen? Ein Gift, von dem wir keine Daten zu möglichen neurologischen Schäden (es kann nämlich problemlos die Blut-Hirn-Schranke passieren, was nicht allen Giften gelingt), zu embryologischen Schäden (Schwangere sollen ja wegen des DHA für die kindliche Hirnentwicklung viel Fisch essen!) oder zu sonstigen Gesundheitsschäden haben, wird als Futterzusatzstoff zugelassen – und ausgerechnet bei Fischen in unbegrenzter Menge!

- Keine Fischabfälle essen! Tun wir auch nicht? Doch, die meisten verzehren regelmäßig Fischabfälle, allerdings ohne es zu wissen. Früher wurden Fischabfälle einfach weggeworfen oder zu Tierfutter verarbeitet. Heute werden alle Fischabfälle zu einer unansehnlichen Pampe püriert, die dann entweder sofort weiterverarbeitet oder in Platten tiefgefroren wird, die dann nach Bedarf verwendet werden. Dies ist ein «wertvoller Rohstoff», der nur etwa 1 Euro pro Kilo kostet und daher sehr gern von der Lebensmittelindustrie verwendet wird. Man muss einen Blick auf Fischsuppen oder Fertiglebensmittel mit Fisch werfen. Steht auf der Packung Dorsch- oder Lachsfilet, kann man davon ausgehen, dass «richtiger Fisch» verarbeitet wurde. Steht hingegen nur «Kabeljau» oder ein anderer Name eines Fisches, dann weiß man, dass unansehnliche, oft ranzig gewordene und vor allem billige Fischpampe in das industrielle Erzeugnis (von Lebensmittel möchte ich hier nicht mehr reden) gepresst wurde. Leider werden wir wieder einmal von der Lebensmittelgesetzgebung im Stich gelassen und von der Lebensmittelindustrie verdummt. Das stinkt im wahrsten Sinne des Wortes zum Himmel!

- Risikogruppen wie Schwangeren, Krebspatienten sowie psychisch und neurologisch Kranken würde ich derzeit vom Fischkonsum komplett abraten. Manche Ernährungswissenschaftler raten zu maximal ein- bis zweimal im Monat, möglicherweise ist bei ansonsten gesunder Lebensweise auch ein- bis zweimal in der Woche noch zu verantworten, aber mehr sollte es derzeit wirklich nicht sein. In meinem Buch «Natürlich Fisch!», dem Vorgänger dieses Buch, habe ich noch zu reichlichem Fischkonsum geraten. Das muss ich heute revidieren. Und in der nächsten Auflage bin ich vielleicht noch restriktiver.

Beispiel: In einer Studie wurde das Nabelschnurblut auf Quecksilber untersucht. Das Risiko beim Nabelschnurblut von Schwangeren, die viel Fisch aßen, war um das Dreifache erhöht und hat einen gesundheitlich bedenklichen Quecksilberwert aufgewiesen. Das Risiko beim Nabelschnurblut bei Frauen, die Nahrungsergänzungen mit Omega-3 nahmen, war hingegen fast bei null (91). Der Grenzwert wurde auf 5 µg/l festgelegt, was schon ganz schön hoch ist. Unser Trinkwasser darf nicht mehr getrunken werden, wenn es mehr als 1 µg/l enthält. Fischessende Frauen muten ihrem Nachwuchs mitunter das Fünffache zu!

Wer mehr zu den erschreckenden Fakten aus der Fischindustrie erfahren möchte, der findet in diesem Youtube-Beitrag reichlich Futter, auch wenn dieses alles andere als appetitlich ist:

https://www.youtube.com/watch?v=BwSxLdHlPl8

Wer also über die Nahrung auf eine gute Omega-3-Zufuhr achten will, soll
- Omega-3-reiche Pflanzenöle bevorzugen (Lein-, Raps-, Hanf-, Leindotteröl).
- ab und zu (einmal im Monat bis maximal zweimal pro Woche) Fisch essen, besonders fetten. Sushi aus der japanischen Küche ist in Maßen auch erlaubt (wenn der Fisch nicht aus dem Pazifik kommt: Fukushima!).
- Olivenöl als «neutrale» Fettquelle (enthält überwiegend die entzündungsneutrale Omega-9-Fettsäure) nutzen.

Wir müssen es also beim Fisch wie beim Fleisch machen: Wenn wir davon essen wollen, so sollte das eher selten sein. Dann sollten wir uns aber für ein qualitativ hochwertiges und eben auch nicht so ganz billiges Lebensmittel entscheiden.

Brauche ich eine Omega-3-Nahrungsergänzung?

Wer unter einer Krankheit leidet, die von Omega-3 profitiert (siehe Kapitel 2) oder sich von einer solchen bedroht fühlt (z.B. durch Häufung von Krebs, Herzinfarkt oder rheumatischen Erkrankungen in der Familie) und optimale Fettsäurewerte in der Analyse aufweist, braucht keine zusätzlichen Präparate. Ich habe in meiner Praxis in all den Jahren aber kaum solche Patienten gehabt. Die meisten benötigen schon zusätzliche Präparate, um die für sie optimalen Werte zu erreichen. Aber welches ist denn gut dosiert, qualitativ hochwertig und auch noch preisgünstig? In den meisten Fällen wird man um ein Fischölpräparat nicht herumkommen, wenn man gute Werte in der Analyse oder eine deutliche Besserung der Beschwerden erreichen will. Denn ausschließlich mit Fisch können wir das Ziel praktisch nicht mehr erreichen, wenn wir nicht Schäden durch die toxischen Inhaltsstoffe der Fische (s.o.) riskieren wollen.

Schmeckt Fischöl denn nicht eklig?

Diese Frage ist enorm wichtig, mitunter entscheidet sie sogar darüber, ob Patienten eine für ihre Gesundheit sehr wichtige Therapie überhaupt beginnen oder vielleicht nach kurzer Zeit wieder abbrechen, weil sie den Geschmack nicht ausstehen können. Und das kann fatal sein, wenn es «nur» am Geschmack scheitern sollte.

Die Standardfrage, die mir immer wieder von Patienten gestellt wird – besonders von der älteren Generation –, wenn ich ihnen vorschlage, Omega-3-Fettsäuren in Form von einem reinen Fischöl einzunehmen, lautet: «Schmeckt das denn nicht nach Lebertran?» Weil mir diese Frage von gefühlt mindestens 90 % aller Fischölkandidaten gestellt wird und ich das blanke Entsetzen in den Gesichtern der armen Patienten sehe, antworte ich hier ganz klar und eindeutig: Nein, Fischöl ist kein Lebertran! Das hat in etwa so viel miteinander zu tun wie Rumpsteak mit gebratener Rinderleber – beides kommt vom Rind, beides ist gebraten, aber niemand würde auf die Idee kommen, sie geschmacklich miteinander zu vergleichen. Fischöl und Lebertran stammen auch beide vom Fisch, beides sind quasi Extrakte, aber das eine vom Fischfett, das andere eben von der Leber. Ich kann die kritische Frage zum Lebertran durchaus verstehen, da dieses intensive Geschmackserlebnis aus der Kindheit eine so starke Prägung hinterlassen hat, dass mein Vorschlag zur Einnahme von Fischöl auch noch nach einem halben Jahrhundert alles wieder hochkommen lässt.

Lebertran enthält außer Omega-3 auch noch Vitamin D (was gut ist) und Vitamin A (was im Übermaß nicht so gut ist). Nehme ich so viel Lebertran ein, dass ich auf eine therapeutische Dosis für Omega-3 komme, dann komme ich auf eine Vitamin-A-Dosierung, die für Schwangere wegen der Gefahr von Missbildungen beim Kind verboten ist. Hohe Dosen Vitamin A können außerdem langfristig die Knochen schädigen. Und den Geschmack muss sich heute wirklich niemand mehr antun.

Mein wichtigstes Argument für den Geschmack von Fischöl: Haben Sie schon einmal richtig fangfrischen Fisch gerochen und geschmeckt? Fisch schmeckt doch nur dann nach Fisch, wenn er etwas älter ist. Das muss gar nicht heißen, dass er dann verdorben ist. Er kann dann gesundheitlich völlig unbedenklich sein (außer für Menschen mit Histaminintoleranz, bei denen ein Fisch, der nicht superfrisch ist, zu heißen Köpfen und flottem Darm führen kann), aber er schmeckt eben mehr oder meistens sogar weniger angenehm nach Fisch. Wenn der Fisch noch auf dem Schiff eingefroren wurde und frisch aufgetaut wird, dann ist er meistens auch unproblematisch, wenn er gleich nach dem Auftauen verarbeitet wird. Genau so verhält es sich mit dem Öl: Wenn das Öl sofort nach dem Fang hergestellt und dann auch gleich mit einem Antioxidans (möglichst einem natürlichen) versetzt wird, dann schmeckt es nicht nach Fisch!

Ich kann lang und breit rationale Argumente für den Genuss von Fischöl vortragen. Auch hier gilt: Probieren geht über Studieren! Seit ich auf meinem Schreibtisch in der Klinik beziehungsweise in der Ambulanz eine Flasche Fischöl zur Verkostung stehen habe, geht es mit dem Fischöl plötzlich buchstäblich wie geschmiert. Jeder,

der Bedenken hat, muss das Fischöl probieren! Natürlich zwinge ich meine Patienten nicht dazu – sie «dürfen» das Öl in einer kleinen Menge verkosten. Die wenigen, die dies verweigern, fordere ich auf, am Fischöl zu riechen. Wenn es nach Fisch riecht, brauchen sie es nicht einzunehmen. Die wenigen, die sich dann noch standhaft weigern, kann ich an einer Hand abzählen. Alle anderen sind nahezu ausnahmslos überrascht, wie gut es schmeckt, jedenfalls sagen praktisch alle, dass es nicht nach Fisch schmeckt.

Wie kann es eingenommen werden? Einige meiner Patienten nehmen morgens vor dem Frühstück einen Esslöffel Fischöl pur und haben keine Probleme damit. Ich gestehe, dass ich persönlich damit nicht zurechtkomme, weil ich den Ölgeschmack nicht mag. Ich würde aber auch kein Oliven-, Raps- oder Leinöl pur einnehmen, obwohl ich diese Öle sehr mag. Manche tun das Öl morgens ins Müesli. Ich bevorzuge, das Fischöl wie ein anderes Öl in der Küche zu verwenden: Ich rühre es mit anderen Ölen und weiteren Ingredienzen zu einer Salatsauce, es kommt in die Spaghettisauce, über das Gemüse oder als fettige Unterlage aufs Brot (bei Konfitüre oder Honig bevorzuge ich allerdings schon die gute Butter). Viele wissen um die Hitzelabilität der hoch ungesättigten Fettsäuren im Fischöl und verwenden es daher nur für die kalte Küche. Einzig beim Braten gibt es ein Verbot, da sich die wertvollen Omega-3-Fettsäuren durch das Erhitzen in gefährliche Transfettsäuren (siehe Kapitel 1) verwandeln können. Normales Erhitzen führt nicht zur Bildung von Transfettsäuren, Patienten haben mir auch von geschmacklichen Beeinträchtigungen berichtet, wenn das Öl mitgekocht wird. Daher ist man auf der sicheren Seite, wenn man das Fischöl nicht zum Kochen verwendet. Unter das warme Essen darf man es aber in jedem Fall rühren.

Über Geschmack lässt sich bekanntlich streiten – oder auch nicht. Vom «Puristen» bis zum «Suppenkasper» findet praktisch jeder eine Möglichkeit, das gute Omega-3 irgendwie einzuverleiben. Wer wirklich empfindlich ist und das Fischöl aus den meisten Speisen «herausschmeckt», sollte es mit herzhaften und stark gewürzten Gerichten mischen, dann funktioniert es fast immer. Ein Kollege, der wirklich große Schwierigkeiten damit hatte, gab mir folgenden Tipp: Er gibt es zusätzlich auf Fischgerichte. Dann hat er zwar an einem Tag praktisch die doppelte Dosis, aber doppelt genäht hält bekanntlich besser. Er isst zwar nicht jeden Tag Fisch, aber im Durchschnitt kommt er so trotzdem auf die richtige Dosis. Wenn ich an drei Tagen in der Woche je 4 g Omega-3 einnehme, dann ist das genauso gut, wie wenn ich an sechs Tagen je 2 g Omega-3 einnehme. Nervenzellen, Blutdruck oder Entzündungsprozessen ist es völlig egal, wie viel davon aus Fisch oder aus Fischöl stammt – Hauptsache, die Gesamtbilanz, also die durchschnittliche Einnahme über einen längeren Zeitraum stimmt.

So, wer jetzt noch geschmackliche Bedenken hat, dem ist nicht mehr zu helfen. Für die anderen heißt es: Ran an den Speck beziehungsweise an den Fisch und das Fischöl – guten Appetit und wohl bekomm's!

Tipps zur Einnahme

- Das Öl nach Möglichkeit nicht pur nehmen, sondern im oder mit dem Essen.
- Dem Müesli, der Suppe, der Salatsauce beigeben – wo immer man möchte und die Einnahme problemlos ist.
- Am besten schmeckt das Öl in Smoothies (ich jedenfalls schmecke es nicht heraus).
- Für die schnelle Einnahme: Einen Schluck eines kräftigen Saftes (ich bevorzuge Tomatensaft, aber auch Orangen-, Randen-/Rote-Bete-, Karottensaft oder ein beliebiger Saft geht) einnehmen und das Fischöl gleich folgen lassen. Beides zusammen schlucken und mit einem Schluck Saft nachspülen.
- Für Kinder: 1 TL Honig und 1 TL Öl verrühren, bis die Masse homogen ist, mit Orangensaft auffüllen und gut rühren. Die Emulsion ist trüb. Das Öl schwimmt aber nicht an der Oberfläche, was es ohne Honig tun würde. Der intensive Orangen- und Honiggeschmack überdeckt den Ölgeschmack sehr gut.

Kasuistik

Herr Schlüter (66 Jahre) kam wegen Herzrhythmusstörungen in meine Praxis. Er aß nur sehr selten Fisch, weniger als einmal im Monat. Den vom Kardiologen verschriebenen Beta-Blocker mochte er nicht, weil er ihn dämpfte, und die Erektionen ließen auch zu wünschen übrig. In der Fettsäureanalyse hatte er einen Omega-3-Index von nur 3,3 % (unter 4 % ist sehr niedrig, über 8 % ist ideal). Er sollte 1½ EL Fischöl (3 g EPA/DHA) einnehmen. Ich riet ihm dringend, das Öl irgendwie ins Essen zu tun. Nach 3 Monaten kam er erneut zur Kontrolle. Nach 14 Tagen seien die Herzrhythmusstörungen deutlich besser gewesen, nach einem Monat habe er gar keine mehr verspürt, obwohl er den Beta-Blocker komplett abgesetzt habe. In der Fettsäureanalyse hatte er zwar eine Verbesserung des Omega-3-Index auf 5,6 %, aber von den angestrebten 8 %, die ich mit dieser Dosis erwartet hatte, war er weit entfernt. Als ich ihn darauf ansprach, gestand Herr Schlüter, dass er das Öl nur zwei Monate eingenommen habe. Er könne es einfach nicht mehr nehmen, weil ihm vom Ölgeschmack übel werde. Ich fragte ihn, wie er es denn eingenommen habe. Natürlich pur, weil das das Einfachste sei und er am Anfang überhaupt kein Problem damit gehabt habe. Dann fiel es ihm aber zunehmend schwerer, und dann ging es überhaupt nicht mehr. Zudem habe er doch auch keine Herzrhythmusstörungen mehr. Nun, das wird vermutlich nicht so bleiben. Der Omega-3-Index wird ohne weitere Einnahme innerhalb von zwei bis drei Monaten wieder auf den alten Wert sinken und spätestens dann werden auch wieder die Rhythmusstörungen einsetzen. Ich empfahl ihm eindringlich, das Öl mit dem Essen oder einem Saft einzunehmen. Was ich wirklich nicht verstehe: Ich rate meinen Patienten genau aus diesem Grund von der puren Einnahme ab (ich selbst kann es auch nicht pur nehmen). Fast 90 % meiner Patienten nehmen es aber pur und viele wenden sich dann irgendwann davon wieder ab. Warum dann also nicht gleich mit dem Essen einnehmen?

Woran erkenne ich ein gutes Präparat?

Die Nagelprobe für eine gute Fischöl-Qualität sind der Geruch und der Geschmack. Riecht das Präparat stark nach Fisch oder habe ich danach im Gaumen einen starken Fischgeschmack oder stößt mir das Essen auf und riecht unangenehm nach Fisch? Dann ist das Präparat umgehend zu entsorgen. Es ist ranzig und enthält verdorbene Fettsäuren. Einen faulen Apfel isst man auch nicht.

Ein Labor hat ja nicht jeder zuhause, mit dem er Schwermetalle, Pestizide und den wichtigen TOTOX-Wert messen kann. Der TOTOX-Wert gibt den Oxidationsgrad eines Öles an. Für ein raffiniertes Pflanzenöl sollte dieser Wert unter 10 liegen, bei einem kaltgepressten Öl wird noch ein Wert von bis zu 20 akzeptiert. Die GOED (Global Organization for EPA and DHA) empfiehlt einen Wert unter 26. Über 30 ist ein Öl praktisch ranzig und sollte nicht mehr konsumiert werden. Ein guter Omega-3-Hersteller oder -Vertreiber misst regelmäßig die Chargen seiner Öle und wird auf Verlangen auch die Daten dem interessierten Verbraucher geben. Man kann die Nagelprobe machen und beim Hersteller oder Händler für sein Omega-3-Präparat (wenn man schon eines hat) den TOTOX-Wert und die Schadstoffanalyse für die Schwermetalle und die fettlöslichen Toxine wie PCB erfragen. PCB steht für Poly Chlorierte Biphenyle, die von der Stockholmer Konvention 2001 verboten wurden und zum so genannten «dreckigen Dutzend» hochgiftiger organischer Verbindungen gerechnet werden. Diese wurden vor vielen Jahren hergestellt und freigesetzt und belasten noch heute die Umwelt und die lebenden Organismen. In Fischen gelten sie als Marker für viele andere Toxine. Wenn aber ein Lebensmittel wenig PCB aufweist, ist die Wahrscheinlichkeit für eine Verseuchung mit anderen fettlöslichen Toxinen recht gering.

Gifte wie Schwermetalle und PCB werden in der wachsenden Nahrungskette zusehens angereichert. Algen und Plankton sind meist nur gering belastet, kleine Fische haben schon mehr und große Fische am Ende der Nahrungskette wie Thunfisch, Hai oder Schwertfisch sind nicht selten wahre Giftmülldeponien. Ein gutes Fischöl ist hoch gereinigt und sollte daher praktisch keine Rückstände aufweisen. Ein verantwortungsvoller und seriöser Hersteller wird keine Probleme damit haben, seine Daten offenzulegen.

Während man PCB und Schwermetalle nicht riechen oder schmecken kann, ist das bei der Oxidation schon anders. Wenn das Öl ranzig, tranig oder fischig schmeckt oder riecht, dann ist die Oxidation vermutlich schon sehr weit fortgeschritten. Ein solches Öl sollte nicht mehr verzehrt werden. Man konsumiert ja auch kein ranziges Olivenöl oder ranzige Butter. Meinen Patienten, die Fischölkapseln einnehmen, empfehle ich, einmal eine Kapsel zu zerbeißen. Wenn mir jemand sagt, dass es ihm nach dem Verzehr von Fischölkapseln häufig unangenehm fischig aufstößt, dann kann er sich den Beißtest sparen – das Öl in den Kapseln ist ranzig. Es gehört in den Müll und nicht in den Körper. Man würde ja auch kein schlechtes Öl in den Motor des Autos kippen wollen.

Kasuistik

Einmal habe ich eine Patientin, die «sehr gute, teure Krillölkapseln» einnahm, gebeten, eine ihrer Kapseln zu zerbeißen. Das hätte ich besser sein lassen. Sie hat sich in der Praxis beinahe übergeben. Sie war völlig außer sich, solche Kapseln monatelang eingenommen zu haben, um ihrer Gesundheit etwas Gutes zu tun. Und sie war noch aufgebrachter, dass Hersteller verdorbenes Öl in Kapseln füllen und für teures Geld an kranke Menschen verkaufen.

Was ist die richtige Dosis?

Die nächste Frage lautet: Wie hoch ist das Präparat dosiert? Wie viel müsste man einnehmen, um auf 2 Gramm EPA plus DHA zu kommen (oder bei sehr schlechter Fettsäureanalyse eventuell sogar noch mehr)? Kann man so viel nehmen? Kann man die empfohlenen 12 Kapseln schlucken oder 1 Esslöffel eines guten Fischöls einnehmen? Bei großen Kapseln oder bei Kapseln mit einer höheren Konzentration an Omega-3 braucht man vielleicht auch nur 4 bis 6 Kapseln. Auf der Packung sind die einzelnen Fettsäuren aufgeführt. Entweder ist der Omega-3-Fettsäuregehalt in mg angegeben oder man muss EPA und DHA zusammenzählen.

Beispiel: Eine bestimmte Fischölkapsel enthält 240 mg EPA und 160 mg DHA. Das macht zusammen 400 mg Omega-3. Bei der empfohlenen Menge von 2000 mg mit 400 mg pro Kapsel ergibt das 5 Kapseln, die man täglich einnehmen muss, um auf 2 g zu kommen.

Wie teuer ist das alles?

Die letzte Frage betrifft das Preis-Leistungs-Verhältnis. Für das schwer verdiente Geld will man doch einen realen Gegenwert. Auch dazu ein Rechenbeispiel:
Eine Packung mit 60 Kapseln zu 88 mg EPA/DHA (es handelt sich um ein Krillölpräparat, das meistens nur geringe Mengen enthält) kostet ca. € 29,99. 60 × 88 mg = 5280 mg oder 5,28 g. Nun teilen wir € 29,99 durch 5,28 g und erhalten € 5,68/g. Das ergibt pro Monat € 340,–, wenn man 2 g pro Tag nimmt. Das ist nicht eben ein Schnäppchen.
Eine Fischölflasche mit 2 dl/200 ml Inhalt enthält 2 g Omega-3-Fettsäuren auf 8 ml (1 EL). Die Flasche kostet ca. € 24,–, 200 ml/8 ml = 25 Portionen zu je 2 g, also insgesamt 50 g. € 24,–/50 g = € 0,48/g oder € 28,80 pro Monat bei einer Tagesdosis von 2 g.

Auswahl von Omega-3-Präparaten (nicht vollständig)

Name	Form	Omega-3-Inhalt in mg	EPA/DHA in mg
NORSAN Omega-3 total	flüssig	2000/8 ml	1152/496
NORSAN Omega-3 vegan	flüssig	2000/5 ml	714/1176
NORSAN Kids	Tablette	264	148/71
NORSAN Omega-3	Kapsel	375	214/92
Omega3 Loges cardio	Kapsel	480	240/160
Omega3 Loges vegan	Kapsel	250	Verhältnis 1:2
Omega3 Loges junior	Kaukapsel	nicht angegeben	63/125
Ameu 500	Kapsel	120	70/50
Ameu compact	Kapsel	285	140/95
Eicosan 750	Kapsel	180	97/67
Doppelherz Omega-3 1400	Kapsel	485	285/190
Doppelherz Omega-3 vegan	Kapsel	485	250 EPA/DHA 150 ALA
Doppelherz Omega-3 family	flüssig	161/15 ml	27/125
Provisan Omega-3-Fischöl	flüssig	700 mg/2,5 ml	nicht angegeben
Burgerstein Omega-3 EPA	Kapsel	564	378/72
Burgerstein Omega-3 DHA	Kapsel	600	80/420
Krill MegaRed extra	Kapsel	88	nicht angegeben
Krill Dr. Hittich Mega-Rot	Kapsel	66	36/16

Man darf ruhig verschiedene Präparate ausprobieren, wobei man täglich die gleiche Menge von z.B. 2 g einnehmen sollte, wenn dies «die» empfohlene Dosis ist. Welches sagt einem am besten zu? Welches hat den größten Einnahmekomfort? Und welches weist das günstigste Preis-Leistungs-Verhältnis auf?

Hoch konzentriertes Fischöl

Für Omega-3 gilt das Prinzip der Vollwerternährung: «Lasst die Nahrung so natürlich wie möglich.» Für Omega-3 bedeutet dies, dass man möglichst natürliche Fischprodukte wählen soll – oder bei Nahrungsergänzungen ein natürliches Fischöl. Zusatzstoffe wie synthetisches Vitamin E sind ungünstig. Hoch konzentrierte Fischöle oder daraus hergestellte Kapseln enthalten nicht mehr die natürliche Zusammensetzung der Fettsäuren und sind daher «unnatürlicher» als reines Fischöl (außerdem sind sie meist teurer).

Was passiert in der Herstellung? Fette bestehen aus Triglyceriden. 3 Fettsäuren an ein Glycerin gebunden. Beim Fischöl ist meistens eine davon eine Omega-3-Fettsäure. Daher sind etwa 30 % des Fischöls Omega-3-Fettsäuren. Bei der Herstellung konzentrierter Fischölpräparate werden die Triglyceride zerschlagen und die Fettsäuren von 30 auf 60, 70 oder 80 % konzentriert. Dann werden diese Fettsäuren wieder mit Glycerin verbunden. Es werden also Fette hergestellt, die so in der Natur gar nicht vorkommen. Der Vorteil besteht darin, dass man eben nicht so viel Kapseln oder Öl zu sich nehmen muss. Der Nachteil ist, dass es kein natürliches Öl mehr ist. Öle und Kapseln mit deutlich mehr als 30 % Omega-3 sind hoch konzentrierte Präparate. Ausnahme: Veganes Öl aus Mikroalgen hat von Natur aus etwa 60 % Omega-3.

Labordiagnostik – was muss ich beachten?

Am besten sucht man einen Therapeuten, der sich mit Omega-3 auskennt und mit einem Labor zusammenarbeitet, das entsprechende Messungen durchführt. Da es aber bis jetzt nur wenige von diesen Therapeuten gibt, bieten einige Institutionen Selbstmessungen an. Der Patient erhält ein komplettes Set, mit dessen Hilfe er sich (wie bei der Blutzuckerselbstmessung) einige Tropfen Blut aus der Fingerbeere abnimmt, diese auf ein Papier aufträgt und ans Labor sendet. Wenige Tage später erhält er die Analyse mit Kommentar. Einfacher geht's nicht.

Hier kann man eine Selbstmessung veranlassen (unvollständige Liste):

Deutschland
www.norsan.de/fettsaeure-analyse
Norsan GmbH, Gubener Straße 47, 10243 Berlin
0 30 555 788 990, post@norsan.de

www.omegametrix.eu/allgemeines.html
Omegametrix GmbH, Am Klopferspitz 19, 82152 Martinsried
0 89 550 63 007, Fax: 0 89 550 63 008, info@omegametrix.eu

Schweiz
www.swissanalysis.ch
swiss analysis ag, Hauptstrasse 137 D, 8274 Tägerwilen
071 666 77 22, info@swissanalysis.ch

www.swissmedicalplus.ch/bc/analyse.html
Swiss Medical Plus GmbH, Eggweid 5, 6205 Eich
041 410 30 23, lb@swissmedicalplus.ch

Österreich
Kostenlose Servicenummer: 0800 070 908

Fragebogen zur Selbsteinschätzung
Hier finden Sie einen von mir entwickelten Selbsttest, mit dem Sie anhand einiger
Fragen herausfinden, wo Sie mit Ihrem Omega-6/3-Quotienten in etwa liegen:

www.dr-schmiedel.de/omega-63-selbsttest

Dieser Test ist natürlich nur orientierend und ersetzt niemals eine vollständige,
genaue Laboranalyse.

Zwei Score-Werte sind besonders wichtig
Der Omega-3-Index gibt die Summe aus EPA und DHA im Verhältnis zu allen Fettsäuren an. Unter 4 % ist ganz schlecht. Über 8 % ist sehr gut. Der Omega-3-Index
ist besonders wichtig bei allen Herzkrankheiten, besonders bei Herzrhythmusstörungen. Inzwischen wird bei zahlreichen Studien auch der Omega-3-Index
bestimmt. Das Omega-6/3-Verhältnis spiegelt das Verhältnis der Omega-6-
Omega-3-Fettsäuren wider. Einige Labore berechnen hierbei den Quotienten aller
Omega-6- zu allen Omega-3-Fettsäuren, andere bilden den Quotienten aus den

beiden wichtigen Fettsäuren AA und EPA. Daraus resultieren leicht unterschiedliche Norm- beziehungsweise Optimalwerte. Prinzipiell sind aber beide Quotienten aussagefähig. Ich kenne mich mit dem AA/EPA-Quotienten besser aus. Bei den meisten meiner Patienten ist der Quotient bei etwa 10, was einer durchschnittlichen Kost mit etwa dreimal in der Woche Fleisch und Wurst, Milchprodukten und einmal in der Woche Fisch entspricht. Menschen, die deutlich weniger als einmal in der Woche Fisch verzehren, haben nicht selten Quotienten von über 20. Kinder und Jugendliche haben mitunter sogar Quotienten von über 30. AD(H)S-Kinder haben besonders hohe Quotienten, mitunter über 40. Der «Rekord» bei Frauen liegt bei meinen Patienten bei 71, bei Männern bei 97! Die Frau hatte eine schwere rheumatische, der Mann eine schwere psychiatrische Erkrankung. Bei beiden kam es unter Substitution zu einer massive Verbesserung der Beschwerden.

Zufriedenstellend ist bei Gesunden ein Quotient von 3 bis 5. Patienten, deren Krankheit (siehe Kapitel 2) mit Omega-3 zusammenhängen kann, sollten sogar einen Quotienten unter 2,5 anstreben. Das ist mit der Ernährung allein kaum zu erreichen.

Daraus leiten sich folgende therapeutische Dosierungsempfehlungen ab:
- Omega-6/3 2,5–5: mindestens 1 g reines Omega-3 (6 Kapseln oder 1 TL Fischöl)
- Omega-6/3 5–15: mindestens 2 g reines Omega-3 (12 Kapseln oder 1 EL Fischöl)
- Omega-6/3 >15: mindestens 3 g reines Omega-3 (18 Kapseln oder 1 ½ EL Fischöl)
- Omega-6/3 >20: mindestens 4 g reines Omega-3 (24 Kapseln oder 2 EL Fischöl)

Diese Empfehlungen sind natürlich nur ganz grob. Hier sind weder das Körpergewicht (große, schwere oder übergewichtige Menschen benötigen eher mehr) noch der «Beifang» berücksichtigt – wenn jemand viel fetten Fisch isst, fließt das natürlich auch in die Bilanz ein. Wenn jemand mehrmals wöchentlich Meeresprodukte isst, so benötigt er weniger Omega-3. Wenn jemand aber viel Fleisch, Wurst und Käse verzehrt, so benötigt er mehr Omega-3, um auf einen niedrigen Quotienten zu kommen.

Kinderdosen, die nach Körpergewicht berechnet werden:
- 60–80 kg: mindestens 2 g reines Omega-3 (12 Kapseln oder 1 EL Fischöl)
- 30–40 kg: mindestens 1 g reines Omega-3 (6 Kapseln oder 1 TL Fischöl)
- 15–20 kg: mindestens. ½ g reines Omega-3 (3 Kapseln oder ½ TL Fischöl)
- 7,5–10 kg: mindestens ½ g reines Omega-3 (1–2 Kapseln oder ¼ TL Fischöl)
- Bei kleineren Kindern: 2 Tropfen Fischöl pro kg Körpergewicht oder 1 Tropfen Algenöl

In jedem Fall gilt: Vertrauen ist gut, Kontrolle ist besser! Nach etwa 3 Monaten sollte man die Werte im Labor kontrollieren lassen. Warum ausgerechnet nach 3 Monaten? Die Fettsäuren werden in der Membran der roten Blutkörperchen gemessen. Die roten Blutkörperchen werden etwa alle 3 bis 4 Monate komplett ausgetauscht. Wir messen also quasi die durchschnittliche Fettsäureversorgung der letzten 3 Monate.

Bin ich nach 3 Monaten im gewünschten Bereich? Oder ist das Ziel noch nicht ganz erreicht? Kann ich noch mehr Fisch essen, um den Omega-3-Wert zu verbessern, oder muss ich weniger andere tierische Produkte verzehren, damit der Omega-6-Wert sinkt – beide Maßnahmen verbessern den Quotienten – oder darf es doch noch ein Schlückchen mehr aus der Fischölflasche sein? Wer sein persönliches Ziel erreicht hat, muss die Ernährung und die Fischölzufuhr nicht mehr ändern. Es reicht dann, den Wert jährlich zu kontrollieren und die Ernährung und die Dosis allenfalls wieder anzupassen. Auch das subjektive Wohlbefinden spielt natürlich eine Rolle. Bei einer Krankheit wie etwa Rheuma lässt sich die Dosis gut nach dem Erfolg steuern. Sind Entzündungsmarker wie BSG und CRP im Keller und man hat wenig oder keine Schmerzen oder Morgensteifigkeit, dann liegt man mit dem Omega-3 wohl richtig. Wenn nicht, dann darf es noch etwas mehr sein.

Nach meiner Erfahrung reicht es nicht, einmal in der Woche das Wurstbrot wegzulassen und 3 Kapseln Fischöl täglich zu schlucken. Ein richtiger Erfolg verlangt auch happige Dosierungen.

Rezepte

Zwischendurch

Kokos-Truffes

- 100 g Kokosflocken
- 1 Bio-Orange, abgeriebene Schale, oder Vanillepulver
- 2 EL Reissirup oder Agavendicksaft
- 1 EL Bio-Kokosöl

- 1 EL Algenöl
- Kokosflocken oder Kakaopulver, zum Wenden

Alle Zutaten im Mixer zu einer feinen Masse mixen, und zwar so lange, bis aus der Masse Bällchen geformt werden können. Kokosmasse mit einem kleinen Kaffeelöffel portionieren, in Kokosflocken oder im Kakaopulver wenden.

Tipp
Die Truffes enthalten wenig Zucker und machen satt. Sie können im Kühlschrank einige Tage aufbewahrt werden.

Smoothie «Karibik»

für 1 großes oder 2 kleine Gläser

- ½ Avocado
- ¼ Mango
- ca. 1 dl/100 ml Wasser
- 1 TL Kokosöl
- 1 TL Fischöl

1 Avocadofleisch aus der Schale lösen. Mango schälen und zerkleinern.
2 Avocado und Mango mit Wasser mixen, Kokosöl zugeben, nochmals mixen. In ein Glas füllen. Fischöl unterrühren.

Tipp
Wenn man das Fischöl am Schluss zugibt, geht davon garantiert nichs verloren.

Kiwi-Bananen-Breezer

für 2 Personen

- · 1 TL Grüntee
- · 2 dl/200 ml Wasser
- · 2 Kiwis
- · 1 Banane
- · 1 TL Zitronensaft
- · 1 EL Fischöl

1 Wasser aufkochen und ein wenig abkühlen lassen, über den Grüntee gießen, 3 bis 4 Minuten ziehen lassen, absieben.
2 Kiwis und Banane schälen, klein schneiden und zum Tee geben. Zitronensaft und Fischöl unterrühren.

Salate

Senf-Dressing

4 Portionen

- · 1 EL Rapsöl
- · 1 Schalotte, fein gewürfelt
- · 10 g Tafelsenf
- · 10 g Dijonsenf
- · 30 g Zucker
- · 60 ml Weißweinessig
- · 1 dl/100 ml Rapsöl
- · 1 EL Fischöl
- · 6 g Salz
- · frisch gemahlener weißer Pfeffer

1 Schalotten in 1 EL Rapsöl andünsten, auskühlen lassen.
2 Senf, Zucker und Weißweinessig verrühren. Rapsöl und Fischöl unter ständigem Rühren langsam zugeben, sodass eine homogene Masse entsteht. Schalotten unterrühren, mit Salz und Pfeffer abschmecken.

Tipp
Passt zu Nüssli-/Feldsalat und Kartoffelsalat.

Randensalat

für 4 Personen

- 300 g rohe Randen/Rote Bete, geschält, grob gerieben
- 50 g Karotte, geschält, grob gerieben

Sauce
- 20 ml Gemüsefond
- 20 ml weißer Balsamico
- 20 ml Randen-/Rote-Bete-Saft
- 40 ml Rapsöl
- 10 ml Haselnussöl
- 1 EL Fischöl
- Salz
- frisch gemahlener weißer Pfeffer

- 70 g Baum-/Walnüsse, gehackt
- frisch geriebener Meerrettich

1 Gemüsefond, Balsamico und Randensaft verrühren, Öle unterrühren.
2 Karotten und Randen mit der Sauce mischen, marinieren. Mit Salz und Pfeffer abschmecken.
3 Salat auf Teller verteilen. Mit Nüssen und geriebenem Meerrettich garnieren.

Vorspeisen

Marinierte Sardellen

für 4 Personen

- 200–250 g eingelegte oder frische Sardellen
- ½–1 Zitrone
- 1 EL Olivenöl
- 1 EL Fischöl
- 2 Knoblauchzehen, fein gewürfelt
- 2 EL gehackte glattblättrige Petersilie

Sardellen auf Teller legen, mit Zitronensaft und Ölen beträufeln und mit Knoblauch und Petersilie bestreuen.

Tipp

Mit etwas Brot servieren.

Achtung

Sardellen aus der Dose sind meist in Sonnenblumenöl eingelegt. Es enthält die ungünstige Omega-6-Fettsäure (Linolsäure); das Öl nicht verwenden.

Nussbruschetta

für 2 Personen

- 8 dünne Baguettescheiben

- 1 EL Olivenöl
- 50 g Stangen-/Staudensellerie
- 1 kleine Chilischote
- 1 Knoblauchzehe
- wenig Salz
- 1 TL Fischöl
- 50 g Baum-/Walnüsse

- wenig gehackte glattblättrige Petersilie

1 Sellerie, entkernte Chilischote und Knoblauch fein würfeln (Brunoise) und im Olivenöl andünsten, mit Salz abschmecken. Kurz vor dem Servieren Fischöl und Nüsse unterrühren.

2 Baguettescheiben toasten, Baumnussmix auf den warmen Baguettescheiben verteilen, mit Petersilie bestreuen. Sofort servieren.

Omega-Hummus

- 250 g gekochte Kichererbsen
- 3 EL Tahin
- Kreuzkümmel
- frisch gemahlener Pfeffer
- Salz
- 1 Knoblauchzehe, fein gewürfelt
- 2 EL Fischöl
- 3 EL Olivenöl
- ½ Zitrone, Saft

Alle Zutaten pürieren.

Tipp
Passt als Dip zu Karotten-, Gurken- und Stangenselleriestäbchen.

Mahlzeiten

Mediterrane Fischsuppe

für 2 Personen

- · 1 EL Olivenöl
- · 1 Knoblauchzehe, fein gewürfelt
- · 1 Chilischote, in feinen Ringen
- · 1 Zucchino
- · 1 Aubergine
- · 1 gelbe oder rote Peperoni/Gemüsepaprika
- · 200 g Pelati (geschälte Tomaten, frisch oder aus Glas/Dose), zerkleinert
- · 1 dl/100 ml Weißwein
- · ½ l Gemüsebrühe
- · 1 Thymianzweiglein
- · 1 Lorbeerblatt
- · 300 g Lachs, Kabeljau oder Seeteufel, gewürfelt
- · 1 EL Fischöl
- · Salz

- · fein gehackte Petersilie

1 Zucchino beidseitig kappen und in dicke Scheiben schneiden. Aubergine beidseitig kappen, längs vierteln und in mundgerechte Stücke schneiden. Peperoni halbieren, Stielansatz mit Kernen und dicke weiße Rippen entfernen, Viertel in Vierecke schneiden.

2 Knoblauch, Chili und Gemüse im Olivenöl andünsten, mit Tomaten, Weißwein und Gemüsebrühe auffüllen, Thymianzweiglein sowie Lorbeerblatt zugeben, 15 Minuten köcheln lassen, Fischwürfel zugeben, etwa 5 Minuten köcheln lassen, zum Schluss Fischöl zugeben, mit Salz abschmecken. Mit fein gehackter Petersilie bestreuen.

Variante
Einige Krevetten/Garnelen und/oder Muscheln dazugeben.

Indische Linsensuppe

für 2 Personen

- · 1 EL Kokosöl
- · 1 große oder 2 kleine Zwiebeln, fein gewürfelt
- · 1 Chilischote, in feinen Ringen
- · ½ TL Kurkuma
- · ½ l Gemüsebrühe
- · 150 g rote Linsen
- · 1 Ingwerscheibe, 2 mm dick, geschält, zerkleinert
- · 2 dl/200 ml Kokosmilch
- · 1 EL Fischöl

1 Zwiebeln mit Chili und Kurkuma im Kokosöl andünsten, mit der Gemüsebrühe ablöschen, Linsen zugeben, köcheln lassen, bis sie weich sind.
2 Suppe mit Ingwer mit dem Stabmixer pürieren, Kokosmilch und Fischöl unterrühren, nochmals kurz köcheln lassen.

Griechische Knoblauchcreme

für 4 Personen

- · 1 große, mehligkochende Kartoffel, in der Schale gekocht
- · 5-10 Knoblauchzehen, geschält, zerkleinert
- · 1 Scheibe Weißbrot, am besten Toastbrot
- · wenig Zitronensaft
- · wenig Milch
- · 2 EL Olivenöl
- · 1 EL Fischöl

1 Kartoffel schälen und zerkleinern. Beim Toastbrot Rinde entfernen, weißen Teil mit Zitronensaft und Milch beträufeln, kurz stehen lassen, Brot zerpflücken.
2 Alle Zutaten zu einer Creme mixen.

Tipp
Passt zu Fisch und Fleisch.

Artischocken mit Tomaten und Oliven

für 2 Personen

- · 1 EL Olivenöl
- · 500 g frische Artischocken
- · 1 Knoblauchzehe, fein gewürfelt
- · 1 Chilischote, fein gewürfelt
- · 200 g Fleischtomaten
- · 5–10 schwarze Oliven
- · 1 Bio-Zitrone, wenig abgeriebene Schale
- · 1 EL Fischöl
- · etwas frisch gemahlener Pfeffer

1 Blattspitzen der Artischocken wegschneiden und grüne Stellen mit Spar-schäler entfernen. Artischocken vierteln. Bei den Tomaten den Stielansatz ausstechen, je nach Größe vierteln oder achteln.
2 Artischocken mit Knoblauch und Chili im Öl andünsten, Tomaten zugeben, 10 bis 12 Minuten köcheln lassen. Zum Schluss Oliven, Zitronenschale und Fischöl unterrühren, mit Pfeffer abschmecken.

Mahlzeit

Mit Brot, Quinoa oder Reis servieren.

Toskanische weiße Bohnen

für 2 Personen

- 1 EL Kokos- oder Olivenöl
- 1 Zwiebel, fein gewürfelt
- 250 g gekochte große weiße Bohnen
- 250 g frische Tomaten oder Tomaten aus dem Glas
- wenig Gemüsebrühe
- 1 Lorbeerblatt oder Rosmarinzweig
- wenig frisch gemahlener Pfeffer
- Salz
- 1 EL Fischöl
- 2 EL fein gehackte Petersilie

- Olivenöl, zum Braten
- ½ Bund Salbei

1 Frische Tomaten an der Spitze kreuzweise einschneiden, in einem Schaumlöffel in kochendes Wasser tauchen, bis sich die Haut löst. Unter kaltem Wasser abschrecken. Tomaten schälen, Stielansatz ausstechen, Tomaten vierteln.

2 Zwiebeln im Kokosöl andünsten, Bohnen, Tomaten, Gemüsebrühe und Lorbeerblatt zugeben, rund 20 Minuten köcheln lassen, Sauce je nach Konsistenz mit wenig Gemüsebrühe verdünnen. Mit Salz und Pfeffer würzen. Fischöl unterrühren. Am Schluss Fischöl zugeben, mit Salz abschmecken. Mit fein gehackter Petersilie bestreuen.

3 Salbeiblättchen im Olivenöl knusprig braten. Als Garnitur verwenden.

Couscous mit Tomaten

für 3–4 Personen

- 200 g Couscous
- 3 dl / 300 ml heißes Wasser

- 1 EL Olivenöl
- 1 große Zwiebel, fein gewürfelt
- 400 g Kirschtomaten
- Salz
- frisch gemahlener Pfeffer
- 1 EL Honig

- 200 g Feta
- 1–2 EL Fischöl

- 2 EL gehackte Petersilie

1 Couscous mit kochendem Wasser übergießen, mindestens 10 Minuten quellen lassen.
2 Bei den Tomaten Stielansatz ausstechen, Tomaten halbieren.
3 Zwiebeln im Olivenöl andünsten, Tomaten mitdünsten, mit Salz und Pfeffer abschmecken, Honig unterrühren, Tomaten etwa 5 Minuten schmoren lassen.
4 Couscous auf Schalen verteilen, Tomaten daraufgeben, Feta darüberbröckeln, mit Fischöl beträufeln. Mit Petersilie bestreuen.

Kartoffel-Kürbis-Curry

für 2 Personen

- 2 TL Rapsöl
- 1 kleiner Lauch, in Ringen
- 200 g Hokkaidokürbis, geschält, gewürfelt
- 350 g Kartoffeln, geschält, gewürfelt
- 20 g Ingwer, geschält, klein gewürfelt
- 1 Zitronengrasstängel, zerkleinert
- Meersalz
- Muskatnuss
- frisch gemahlener Pfeffer
- 2½ dl / 250 ml Kokosmilch
- 1 dl / 100 ml Gemüsebrühe
- 2 Zweiglein Koriander
- 1 Zitrone, Saft
- 2 EL Fischöl

Lauch und Kürbis im Öl andünsten, Kartoffeln zugeben, mit Ingwer, Zitronengras, Salz, Muskatnuss und Pfeffer würzen, mit Kokosmilch und Gemüsebrühe ablöschen, Koriander zugeben, köcheln lassen, bis Kartoffeln und Kürbis weich sind. Zitronengras und Koriander entfernen. Zitronensaft unterrühren, Fischöl darüberträufeln.

Falafel-Bällchen mit Kräuterquark

für 4 Personen

Falafel
- 50 g Sesamsamen
- 50 g Chiasamen
- 1 kleine Zwiebel, klein gewürfelt
- 1 große Karotte, gerieben
- ½ Bund Koriander, Blättchen abgezupft und fein gehackt
- 1 EL Tahin oder anderes Nussmus
- 1 Glas Kichererbsen, 400 g
- Salz
- frisch gemahlener Pfeffer
- Kreuzkümmel

- Kokos- oder Olivenöl, zum Braten

Kräuterquark
- 250 g Magerquark
- 1 Zitrone, Saft
- ½ Bund Koriander, Blättchen abgestreift und gehackt
- 2 EL Fischöl
- Salz
- frisch gemahlener Pfeffer

1 25 g Sesam- und Chiasamen in einer Schüssel mischen.
2 Backofen auf 200 °C Umluft vorheizen.
3 Zwiebeln, Karotten, Koriander, restliche Sesam- und Chiasamen, Tahin und Kichererbsen mit Saft pürieren. Mit Salz, Pfeffer und Kreuzkümmel gut würzen.
4 Aus dem Teig 15 Bällchen formen, in der Chia-/Sesamsamen-Mischung drehen. Im Kokos- oder Olivenöl bei mäßiger Hitze langsam braten.
5 Alle Zutaten für den Kräuterdip verrühren, mit Salz und Pfeffer würzen.

Guacamole

für 4 Personen

- 1 große Vollkornbaguette

- 3 reife Avocados
- 1 kleine Zwiebel, klein gewürfelt
- 1 Zitrone, Saft
- 1 EL Fischöl (vegetarische Variante: 1 TL Algenöl)
- frisch gemahlener Pfeffer
- Salz

Nach Belieben
- 200 g Lachsfilet, gebraten, oder
- 200 g Poulet-/Hähnchenbrust, gegrillt
  oder pochiert, oder 2 feste Tomaten

1 Avocados halbieren und Stein entfernen, Fruchtfleisch herauslösen, mit Zwiebeln, Zitronensaft und Fischöl fein pürieren, mit Pfeffer und eventuell mit Salz abschmecken.
2 Baguette längs halbieren und beide Hälften mit der Avocadocreme bestreichen. Eine Hälfte mit Lachsfilet- oder Pouletstreifen oder Tomatenscheiben belegen. Zweite Baguettehälfte darauflegen, in Portionen schneiden.

Desserts

Himbeer-Bananen-Sorbet

für 1 Person

- · 1 Handvoll Himbeeren, tiefgekühlt
- · ½–1 reife Banane, geschält, zerkleinert, tiefgekühlt
- · 1 TL Acai-Pulver
- · 1 TL Algenöl
- · ½ dl/50 ml Kokos-Reis-Milch

Alle Zutaten fein pürieren. Je nach Geschmack mit etwas Kokosraspeln, Leinsamen oder Chiasamen, frischen Beeren, Banane und/oder Minze servieren. Ein Sommerhit und toll für Kinder (kleine und große).

Bananen-Omega-3-Eis

für 1 Person

- · 1 große, reife Banane
- · 1 EL Fischöl

1 Banane schälen und in Scheiben schneiden, mindestens 2 Stunden tiefkühlen.
2 Gut gefrorene Bananenscheiben zu einer cremigen Masse mixen, Fischöl kurz mitmixen.
3 Bananeneis nach Lust und Laune mit Kokosraspeln, Beeren, Nüssen oder Schoko-splits verfeinern.

Die Rezepte auf den Seiten 93 und 94 stammen von Benjamin Brüning vom Restaurant «Die gute Botschaft», dem neuen Kreativprojekt von Tim Mälzer, Hamburg.
http://dgb.hamburg/

Die Rezepte auf den Seiten 90, 95, 96, 98, 99, 101 und 102 stammen von Erica Bänziger; aus dem Buch «Demenz vorbeugen – mediterran essen», ISBN 978-32-03780-619-7 (Bänziger/Schmiedel/Nehls).

Die Rezepte auf den Seiten 100, 106 und 107 stammen von Patienten des Autors.

Anhang

Welchen Nutzen habe ich denn eigentlich von Omega-3?

Nach neuesten Erkenntnissen wirkt Omega-3 bei vielen Krankheiten vorbeugend, heilend oder zumindest lindernd. Gerade für die Zivilisationskrankheiten Krebs, Herzinfarkt und Schlaganfall gibt es starke Beweise für eine schützende Wirkung von Omega-3. Bei Herzrhythmusstörungen sind Omega-3-Fettsäuren erste Wahl. Aufgrund der entzündungshemmenden Eigenschaften sollte jeder Mensch mit einer Autoimmunkrankheit (von Asthma über Rheuma bis Zöliakie) sehr viel Omega-3 nehmen. Da der Körper Omega-3 im Nervensystem und im Gehirn konzentriert, ist Omega-3 bei allen nervlichen und psychischen Krankheiten hilfreich. Überzeugende Beweise gibt es hier bereits für Depressionen, AD(H)S, Epilepsie, Psychose und Demenz. Auch zur Vorbeugung von Allergien und Gedächtnisstörungen sowie zur Förderung der geistigen Entwicklung bei Kindern ist Omega-3 gut geeignet. Diese Aufzählung der Indikationen für Omega-3 ist bei weitem nicht vollständig. Die Frage ist also nicht, wem es nützt, sondern wem es eigentlich nicht nützt.

Reicht es nicht, wenn ich Leinöl nehme?

Nicht, wenn ich präventive oder therapeutische Wirkung erwarte. Die Omega-3-Fettsäure ALA aus Leinöl (oder Hanf-, Leindotter- und Rapsöl und Chiasamen) ist immer noch besser als die Linolsäure aus den meisten anderen pflanzlichen Ölen, sie wird aber in einem viel zu geringen Umfang in die eigentlich wichtigen Fettsäuren EPA und DHA umgewandelt. Die Konversionsrate zu EPA liegt bei maximal 10 %, die zu DHA nahe bei 0 %. Auch wenn dies fälschlicherweise in Ratgebern (meist aus der veganen Ecke) so dargestellt wird, so kommen wir um die Einnahme von den maritimen Fettsäuren EPA und DHA einfach nicht herum. Man kann Leinöl (oder andere pflanzliche Omega-3-Quellen) ergänzend zum Fischöl, aber keinesfalls als Ersatz einnehmen. Wer Fischöl aus ökologischen, ethischen oder sonstigen Gründen ablehnt, hat mit dem Algenöl eine probate Alternative.

Woran kann ich erkennen, ob ich zu wenig Omega-3 zu mir nehme? Welche Mangelsymptome gibt es?

Genau das ist die Crux! Bei Wadenkrämpfen liegt mit großer Sicherheit ein Magnesiummangel vor. Es gibt aber kein einziges Symptom, welches quasi als Frühwarnsystem einen Omega-3-Mangel anzeigt. Bei einem Herzinfarkt, einer Krebserkrankung oder einer Depression kann ein Omega-3-Mangel – wenn auch nicht als die einzige Ursache, aber zumindest als Risikofaktor – durchaus daran beteiligt sein. Wenn man also wissen möchte, ob man ein höheres Risiko hat, dann gibt es als sicheren Marker nur die Messung.

Sind 3 Fischölkapseln am Tag nicht genug?

Wenn die Kapseln kirschgroß sind, dann würden sie schon reichen. Spaß beiseite. Bei Omega-3-Fettsäuren gilt tatsächlich der Spruch: Viel hilft viel! Wir brauchen einfach eine große Menge, damit wir wirklich eine präventive oder therapeutische Wirkung erzielen können. In den meisten Fällen brauchen wir 2 Gramm reines Omega-3. Ernährt sich jemand mit sehr wenig tierischem Fett und isst relativ viel Fisch, dann reicht vielleicht auch 1 Gramm. Isst jemand sehr wenig Meeresprodukte und ist dafür mehr den fleischlichen Genüssen (hier nur diätetisch gemeint) zugetan, dann braucht er vielleicht 3 oder sogar 4 Gramm. 2 Gramm entsprechen 12 bis 15 konventionellen Fischölkapseln mit je 500 mg Fischöl. Es gibt auch größere Kapseln mit 1000 mg, was die Anzahl halbiert. Es gibt auch hochkonzentrierte Kapseln, die nicht nur um die 30 %, sondern 60 % und mehr Omega-3 enthalten; auch in diesem Fall nimmt man entsprechend weniger Kapseln. Mit einem Esslöffel Fischöl tut man sich leichter als mit einer großen Handvoll Kapseln.

Was ist von höher konzentrierten Fischölkapseln zu halten?

Wenn man bei normalen 500-mg-Fischölkapseln auf 2 g Omega-3 kommen möchte, so muss man 12 bis 15 Kapseln einnehmen. Das macht aber auf Dauer niemand. Darum haben sich die Hersteller etwas einfallen lassen: Sie zerschlagen die Triglyceride des Fischöls. Alle Fette und Öle sind aus diesen Triglyceriden aufgebaut. Diese bestehen aus einem Glycerinmolekül und drei Fettsäuren. Bei Fischöl ist meist eine dieser drei Fettsäuren eine Omega-3-Fettsäure, was dann zu einem Omega-3-Gehalt von etwa 30 % führt. Die «Fettsäuresuppe» wird dann quasi gefiltert, so dass der Omega-3-Gehalt mit 60 bis 80 % hoch konzentriert ist. Dann werden diese Fettsäuren wieder künstlich mit dem Glycerin verbunden und es entstehen Triglyceride mit zwei oder sogar drei Omega-3-Fettsäuren, wie sie in der Natur überhaupt nicht vorkommen. Der Vorteil ist, dass man weniger Fischöl schlucken muss, um auf die gewünschte Menge zu kommen. Der Nachteil ist, dass es sich nicht mehr um ein natürliches Fischöl handelt. Der deutsche Ernährungsforscher und Begründer der Vollwerternährung Prof. Kollath hat gefordert: «Lasst die Nahrung so natürlich wie möglich.» Ich möchte jedenfalls lieber die doppelte Menge eines natürlichen als die halbe Menge eines künstlichen Öles zu mir nehmen.

Manche Fischölkapseln enthalten Omega-3-Säureethylester. Ist das gut oder schlecht?

Beim Herstellungsprozess werden natürliche Fettsäuren chemisch umgeestert. So können die Fettsäuren bis auf einen Gehalt von 90 % Omega-3-Säureethylester hoch konzentriert werden. Nachteilig ist, dass es sich dann um kein Naturprodukt mehr handelt. Der Organismus muss die Ethylester mühsam in die natürlichen Fettsäuren umwandeln. Dabei wird auch Alkohol freigesetzt. Bei der Einnahme mehrerer Kapseln entstehen keine so großen Mengen, dass dies zu mitunter erwünschten Wirkungen des Alkohols führen kann, aber er muss trotzdem von der Leber abgebaut werden.

In Deutschland dürfen maximal 1200 mg Fettsäureethylester pro Tag zugeführt werden. Damit kommt man gar nicht in den Bereich von 2 bis 3 Gramm, bei dem eine therapeutische Wirkung möglich ist. Warum soll ich ein künstlich verändertes Öl einnehmen, wenn ich doch das natürliche Fischöl haben kann?

Ich habe schon häufig gelesen, Fischöl/-kapseln haben keine Wirkung. Stimmt das?

Ja, das mag stimmen, wenn die eingenommene Menge zu klein ist. Leider nimmt kaum jemand die Menge, die therapeutisch notwendig ist, um eine Wirkung zu erzielen. Darum wenden sie sich nach einiger Zeit enttäuscht von der «unwirksamen Therapie» wieder ab. Paracelsus sagte einmal, dass es die Dosis macht, ob ein Ding ein Gift ist oder nicht. Genauso muss man allerdings sagen, die Dosis macht es, ob ein Ding ein Heilmittel ist oder nicht. Und die Indikation muss natürlich auch stimmen. Omega-3 kann nicht alles heilen oder lindern. Bei Beinbrüchen bringt es eher nicht so viel. Bei allen anderen im Buch genannten Indikationen darf man auf eine Wirkung hoffen.

Manchmal werden in Zeitschriften oder auf Internetseiten sogar Studien zitiert, die «beweisen», dass bei einer bestimmten Indikation Omega-3 im Vergleich zu einer Kontrollgruppe nichts gebracht hat. Da sollte man sich das Studiendesign beziehungsweise die Studiendurchführung ganz genau anschauen. In den meisten «negativen» Studien wurden viel zu geringe Mengen eingesetzt oder die Dauer der Untersuchung war viel zu kurz oder es wurden zwar kleine positive Unterschiede gemessen, die Anzahl Versuchspersonen war aber zu klein, um die Unterschiede auch statistisch aussagekräftig zu machen.

Kann ich messen, ob ich gut mit Omega-3 versorgt bin?

Ja, das lässt sich inzwischen sehr gut im Blut messen. Eine zuverlässige Labordiagnostik ist die Messung der Omega-Fettsäuren in der Membran von Erythrozyten (roten Blutkörperchen). Da sich diese alle drei Monate komplett erneuern (natürliche Zellmauserung), wird hier in etwa die durchschnittliche Omega-3-Versorgung der letzten drei Monate gemessen. Wenn danach die Ernährung geändert wird oder Omega-3-Präparate eingenommen werden, sollte eine weitere Messung erst wieder nach drei Monaten erfolgen. Danach kann entschieden werden, wie es weitergehen soll. Wenn aufgrund einer chronischen Erkrankung (z. B. Rheuma) eine Dauertherapie erfolgte, reichen bei einem einmal erreichten guten Laborwert möglicherweise jährliche Messungen und bei stabilem Befund später vielleicht sogar noch seltenere Messungen völlig aus.

Was wird bei einer Omega-Fettsäure-Messung untersucht?

Die wichtigsten Werte sind der Omega-3-Index, der sich als Marker bei Herz-Kreislauf-Erkrankungen als prognostisch wichtig erwiesen hat. Bei Erkrankungen, die mit einer chronischen Entzündung einhergehen, ist hingegen der Quotient aus Omega-6 zu Omega-3 wichtiger. Bei einer umfassenden Laboranalytik, die allerdings nicht von jedem Labor angeboten wird, werden auch die Transfettsäuren gemessen. Darüber hinaus können wichtige einzelne Fettsäuren, z.B. ALA aus Leinöl, EPA aus Fisch, Ölsäure aus Olivenöl, gesättigte Fettsäuren aus «harten Fetten» oder Arachidonsäure aus tierischen Fetten, gemessen werden. Man kann also eine Ernährungsanalyse der verzehrten Fette machen. Darauf basiert dann auch die angepasste Ernährung, die nach drei Monaten überprüft werden kann.

Was kostet eine Fettsäureanalyse?

Die Kosten betragen um CHF 125.– bis 250.–/ Euro 59,– bis 89,– (von Labor zu Labor gibt es leicht abweichende Preise). Das scheint auf den ersten Blick nicht wenig zu sein. Aber man bedenke: Einmal das Auto volltanken kostet heute schon fast genauso viel (je nach Ölpreis). Die Messung zeigt schließlich, ob unser Körper mit den richtigen Ölen und Fetten «betankt» ist. Beim Auto entscheidet die Wahl des Motoröls, wie schnell der Motor kaputt geht. Das ist beim menschlichen Körper nicht anders, nur dass wir nur einen «Motor» haben!

Ich soll Omega-3 einnehmen, und es wird mir Fischöl empfohlen – ist das nicht eklig?

«Schmeckt das Öl nach Lebertran?», ist die häufigste Frage, die mir gestellt wird, wenn ich eine Therapie mit Omega-3 vorschlage. Zugegeben: Diese Frage stellen mir nur die älteren Patienten, die als Kind mit dem geschmacklich eher grenzwertigen Lebertran gequält worden sind. An den jüngeren Zeitgenossen ist dieser bittere Schierlingsbecher in der Regel vorbeigegangen. Wenn bei jungen Erwachsenen keine besondere Vorliebe für Fischstäbchen besteht, trifft meine therapeutische Empfehlung auch nicht gerade auf Gegenliebe. Um langwierigen theoretischen, spekulativen und letztlich nutzlosen Diskussionen aus dem Weg zu gehen, halte ich mich an das Prinzip «Versuch macht klug» und lasse meine Patienten einfach das empfohlene Fischöl probieren. Ich habe immer eine Flasche auf dem Schreibtisch. Die Erfahrung zeigt, dass die meisten Patienten erstaunt sind und ein reines, qualitativ hochwertiges Fischöl tolerieren.

Woran kann ich ein qualitativ gutes Fischölpräparat erkennen?

Siehe oben – Probieren geht über Studieren. Wenn man auf eine Fischölkapsel beißt oder ein flüssiges Fischöl pur einnimmt, sollte es nicht stark nach Fisch schmecken. Wann schmeckt der Fisch nach Fisch? Wenn er nicht mehr frisch ist. Ein penetranter, mitunter sogar ein ranziger Fischgeschmack ist immer ein Indiz für eine schlechte Qualität. Wenn ein Fischölpräparat nicht oder fast nicht nach Fisch schmeckt, darf man von einer guten Qualität ausgehen – vorausgesetzt, es ist ausreichend gut dosiert. Wenn in einem Präparat fast kein Fischöl drin ist, kann es auch nicht nach Fisch schmecken. Ich habe schon Omega-3-6-9-Präparate gesehen, in dem der Omega-3-Anteil vernachlässigbar klein war. Solche Präparate sind völlig unsinnig und bringen nur dem Hersteller etwas, nicht aber dem Konsumenten / Patienten. Es ist also darauf zu achten, dass das Präparat fast reines Fischöl in einer guten Dosierung enthält und nicht eklig schmeckt.

Kann ich meine Zufuhr an Omega-3 auch mit der Nahrung decken?

Antwort von Radio Eriwan: Im Prinzip ja, aber man müsste von bestimmten Lebensmitteln Mengen nehmen, die man realistischerweise kaum verkraften kann. Um etwa die Zufuhr von 2 Gramm reinen Omega-3-Fettsäuren sicherzustellen (das ist eine vernünftige Dosis bei den meisten Krankheiten), müsste man etwa 100 g Hering, 250 g Thunfisch, 400 g Heilbutt, 560 g Kabeljau oder 800 g Muscheln verzehren. Und das jeden Tag. Sie können natürlich auch abwechseln – also Montag 100 g Hering, Dienstag 400 g Heilbutt, Mittwoch 800 g Muscheln usw. Das ist mit Fisch kaum machbar. Hinzu kommt die zunehmende Belastung der Fische mit Schwermetallen, Pestiziden und anderen Schadstoffen. Die Empfehlungen von Ernährungswissenschaftlern unter Berücksichtigung toxikologischer Aspekte reichen von einmal im Monat bis maximal zweimal in der Woche. Auf jeden Fall reicht das dann nicht mehr aus, um die sinnvollen Omega-3-Mengen allein mit Fisch zu decken – eine zusätzliche Gabe von Omega-3 als Nahrungsergänzung sollte also schon sein.

Ich bin Veganer/Vegetarier – gibt es denn kein pflanzliches Omega-3?

Doch, gibt es. Lein-, Leindotter-, Hanf- und Rapsöl enthalten große Mengen Omega-3 in Form der α-Linolensäure (ALA). Das Problem ist aber, dass der Körper die Fettsäure ALA erst in die eigentlich für Entzündungen, das Herz und das Nervensystem wichtigen Fettsäuren EPA und DHA umwandeln muss. Unsere Enzyme können aber nur maximal 10 % der ALA in EPA und sogar nur maximal 0,5 % in DHA umwandeln. Auch bei sehr hoher Zufuhr von ALA können wir daher keine guten Werte für EPA und DHA – die eigentlich wichtigen Omega-3-Fettsäuren – erzielen. Ich rate jedem Menschen – besonders aber denen, die Omega-3 brauchen – zu einer hohen Zufuhr an Lein-, Hanf- und Rapsöl. Zusätzlich brauchen wir aber auch EPA und DHA. Die beste Quelle dafür sind nun mal Fische. Wer aus ideologischen Gründen partout kein Fischöl einnehmen möchte, kann auf Algenöl zurückgreifen – welches allerdings etwas teurer ist.

Woran merke ich, ob ich die richtige Dosis nehme?

Objektiv stellen wir das fest, wenn sich die Messwerte nach drei Monaten im optimalen Bereich bewegen. Subjektiv merken wir es, wenn die Symptome der Krankheit, wegen der wir Omega-3 einnehmen, weniger stark sind – etwa wenn die Gelenke bei Rheuma morgens weniger steif sind oder wir weniger häufig unseren Asthmaspray brauchen. Wenn wir Omega-3 «nur» zur Vorbeugung einnehmen – etwa weil wir ein erhöhtes Krebsrisiko haben oder die Gefahr eines Herzinfarktes besteht –, werden wir die Feststellung machen, dass wir von der Krankheit verschont geblieben sind. Aber vielleicht wäre sie ja auch ohne Omega-3 nicht eingetreten. Hier noch einige Geheimtipps (dies ist nicht wissenschaftlich erforscht, widerspiegelt aber die Erfahrung von Anwendern). Von Frauen höre ich immer wieder, dass sie nach einiger Zeit eine geschmeidigere Haut haben. Von Schülern höre ich, dass sie ihre Vokabeln besser lernen können. Von hart arbeitenden Menschen höre ich, dass sie ihre Arbeit gelassener, konzentrierter und leichter bewältigen können.

Wenn ich ein Präparat nehme, was kostet mich dann die Therapie?

Man sollte zur Prävention mindestens 1 Gramm reine Omega-3-Fettsäuren einnehmen (die auf der Packung angegebene Menge von EPA und DHA ist zu addieren) und für einer Therapie mindestens 2 Gramm. So kann errechnet werden, wie viele Kapseln oder wie viel Öl einzunehmen ist, um auf diese Menge zu kommen, und wie hoch dafür der Preis ist.

Beispiel: Ich habe in einem Online-Shop ein beliebiges Präparat Omega-3-XY gewählt, welches pro Kapsel 500 mg Fischöl, also rund 133 mg Omega-3 enthält. 240 Kapseln kosten Euro 29,99. Eine Kapsel kostet also Euro 0,125. Um auf 1 Gramm zu kommen, muss ich 7,5 Kapseln nehmen und komme so auf Euro 0,94 pro Gramm. Das ist schon recht günstig. Viele Präparate kosten deutlich mehr als einen Euro pro Gramm. Für eine Therapie braucht es meist mindestens 2 g reines Omega-3.

Welches Präparat ist für mich das beste?

Am besten ist das Präparat, das angenehm einzunehmen ist, und zwar in der Dosis, die es braucht, um eine Krankheit zu behandeln oder ihr vorzubeugen. Das Preis-Leistungs-Verhältnis muss natürlich auch stimmen. Das preiswerteste Präparat bringt nichts, wenn einem nach jeder Einnahme das Fischöl aufstößt und man es deshalb nur mit Widerwillen schluckt. Noch wichtiger als der Preis ist also eine gute Qualität. Weil man zuhause kein Labor hat, muss man sich auf die Nase und die Zunge verlassen, die einem sagen, ob das Öl oxidiert, also ranzig und damit unbrauchbar, ist. Im Zweifelsfall verschiedene Produkte probieren, und zwar in der richtigen Menge, zum Bespiel 2 Gramm täglich, und sich danach für ein Präparat entscheiden.

Muss ich flüssiges Fischöl pur einnehmen?

Diese Frage stellen mir ältere Menschen häufig, die den Lebertran aus der Kindheit in schlechter Erinnerung haben. Ein qualitativ hochwertiges Fischöl hat geschmacklich nichts mit Lebertran zu tun. Ich kenne viele Patienten, die es pur nehmen. Man muss es aber nicht. Und ich rate sogar davon ab. Es ist viel leichter, das Öl unter die Speise zu rühren (nach dem Kochen oder Braten!), z.B. unter die Suppe, die Sauce oder den Smoothie. Ich nehme es meistens mit einem aromatischen Tomaten-, Orangen- oder Karottensaft. Und andere tun das auch.

Kann Omega-3 auch Nebenwirkungen haben?

Die häufigste und unangenehmste Nebenwirkung ist ein fischiger Geschmack im Mund oder ein unangenehmes Aufstoßen, wenn das Präparat nicht von guter Qualität ist. Bei einer Fettverdauungsstörung (z. B. bei Gallen- oder Bauchspeichel-drüsenschwäche) können größere Mengen Fischöl zu Verdauungsbeschwerden mit Blähungen und Durchfall führen. In diesem Fall muss die Grunderkrankung behandelt werden, damit die Fette wieder verdaut werden können (Buch: Schmiedel – Alarm im Darm, TRIAS-Verlag).

Ich habe eine Fischallergie. Kann ich trotzdem Fischöl nehmen?

Wenn eine Fischallergie vorliegt, ist etwas Vorsicht geboten, auch wenn das Fischöl praktisch keine Allergie erzeugenden Fischeiweiße enthält. Wenn die Fischallergie nur harmlose Symptome wie Hautreaktionen oder Nasenlaufen erzeugt, darf man das Produkt ausprobieren. Ich habe von Fischallergikern bisher keine negativen Rückmeldungen erhalten. Kam es jedoch bereits zu ernsthaften Reaktionen wie Luftnot oder Schock, sollte das Präparat nur nach Rücksprache mit dem Arzt/ Allergologen oder vielleicht sogar unter dessen Aufsicht ausprobiert werden – im Zweifel sogar eher nicht.

Ich leide unter Histaminintoleranz. Da muss man mit Fisch aufpassen?

Was den Fisch betrifft, ist das völlig richtig. Aus der Aminosäure Histidin im Fischeiweiß kann sich Histamin bilden, was bei einer Intoleranz entsprechende Symptome verursachen kann: Hautrötung, Juckreiz, Kopfschmerzen, Blähungen, Durchfall usw. Lebensmittel mit hohem Histamingehalt sind eiweißreiche Lebensmittel, die lange gelagert wurden und so Histamin bilden konnten, z. B. geräucherter Schinken, alter Hartkäse oder Räucherlachs. Ganz frischer Fisch wird meist noch vertragen, wenn er aber einen Tag alt ist, haben Histaminintolerante bereits Probleme damit. Für Fischöl kann aber Entwarnung gegeben werden, da es kein Eiweiß enthält – also kann sich auch gar kein Histamin bilden. Omega-3 ist bei Histaminintoleranz sogar günstig, da es sich gezeigt hat, dass Omega-3 die Freisetzung von Histamin aus Mastzellen vermindert.

Muss ich Blutungen befürchten, wenn ich gerinnungshemmende Medikamente einnehme?

Da Omega-3 auch die Blutgerinnung beeinflusst (das Blut wird «dünner», Omega-3 hat eine aspirinartige Wirkung), höre ich von manchen Menschen, dass sie bei einer Verletzung länger bluten oder leichter blaue Flecken bekommen. In der Regel kann aber Omega-3 zusammen mit ASS (z.B. Aspirin®) eingenommen werden. Sollten aber stärkere Medikamente zur Hemmung der Durchblutung eingenommen werden (so genannte orale Antikoagulantien wie Marcumar® oder Pradaxa®) oder entsprechende Mittel gespritzt werden, z.B. Heparin zur Thromboseprophylaxe, muss man sehr vorsichtig sein. Mir ist kein Fall bekannt, bei dem die Kombination von stark gerinnungshemmenden Medikamenten und Omega-3 zu Blutungen geführt hat. Es gibt sogar eine Studie, bei der mehrere Hundert Patienten diese Kombination erhielten. Es wurde keine Veränderung der Gerinnungsparameter und auch keine vermehrten Blutungsereignisse festgestellt (91). Trotzdem rate ich zur Vorsicht: Ich würde einen so tiefen INR-Wert anstreben, wie ihn der Arzt gerade noch erlaubt.

Beispiel: Bei Vorhofflimmern wird meist ein INR-Wert von 2 bis 3 empfohlen. Ich empfehle einen Wert eher nahe bei 2 als bei 3. Bei Einnahme von NOAKs (die modernen Gerinnungshemmer, bei denen man nicht mehr im Blut die Gerinnung überprüfen muss), empfehle ich die geringste Dosis, die der Arzt erlaubt. Auch beim Omega-3 empfehle ich im Zweifel eher eine niedrigere Dosis. Die Therapie sollte mit einer möglichst kleinen Dosis begonnen werden. Beispielsweise kann man mit ½ TL anfangen und dann wöchentlich um ½ TL bis zur gewünschten Zieldosis steigern. Bei einem vermehrten Auftreten von blauen Flecken oder gar von Blutungen sollte Omega-3 für einige Tage abgesetzt und dann mit einer geringeren Dosis wieder gestartet werden.

In einer Studie (92) wurde bei Herzpatienten, die unter ASS standen, bei einer Einnahme von 6,9 g EPA/DHA (das sind mehr als 3 EL Fischöl!) zwar eine Verlängerung der Blutungszeit im Labor gefunden, es wurden aber weder in dieser noch in anderen Studien jemals Blutungskomplikationen festgestellt. Selbst bei Einnahme von Gerinnungshemmern darf die Gabe von Omega-3 also als sicher angenommen werden, wenn nicht exzessiv hohe Mengen genommen werden. Ein wenig Vorsicht (siehe oben) kann aber nicht schaden.

Man liest immer wieder, dass ein hoher Konsum an Fischen zu einer Schwermetall- und Pestizidbelastung führen kann.

Das ist richtig. Besonders bei Fischen «am Ende der Nahrungskette» (z.B. Thunfisch, Schwertfisch, Hai) kann es durch die Anreicherung von Schadstoffen über Plankton, kleine Krebse, kleine Fische, große Fische und schließlich den Menschen zu einer Vervielfachung der Konzentration von Schadstoffen kommen. Bei einem guten Fischöl braucht man keine Angst zu haben. Hier werden diese Stoffe durch den Herstellungsprozess entfernt. Leider wird damit auch das wertvolle Vitamin D entfernt. Bei sehr guten Präparaten wird es am Schluss wieder zugefügt, damit der wertvollste Inhaltsstoff des Fisches (zusammen mit Omega-3) nicht verloren geht.

Wie werden Fischölpräparate hergestellt?

Bei den meisten Herstellern werden Fischreste verarbeitet und dabei wird der letzte Rest Öl ausgepresst und in Kapseln abgefüllt. Da die Fischreste nicht selten einige Zeit vor sich hingammeln, kommt es zur Oxidation – und das Fischöl wird ranzig. Der Verbraucher merkt dies an einem deutlich fischigen Geschmack, wenn er auf die Kapsel beißt. Ein verantwortungsvoller Hersteller destilliert das Fischöl höchstens vier Stunden nach dem Fang der Fische und füllt es als flüssiges Präparat mit natürlichen Antioxidantien in Flaschen ab.

Bei der Kapselherstellung fließt das Öl aus dem Fass langsam in die Abfüllmaschine, wobei Luft nachströmt, was für eine Oxidation bereits reicht. Und diese Oxidation geht in den Kapseln weiter. Ein wesentlich teurerer, aber für die Qualität viel besserer Prozess ist, wenn statt Luft das Edelgas Argon nachfließt, das eine Oxidation verunmöglicht.

Wie wird Algenöl hergestellt?

Das Algenöl wird aus der Mikroalge Schizochytrium sp. gewonnen und nicht etwa aus großen, schleimigen Algen, wie man sie an den Meeresstränden findet. Die Algen werden in großen Behältern auch nicht in Meerwasser, sondern in einem «künstlichen Meerwasser» mit Salz und anderen Nährstoffen gezüchtet. Damit sind Schadstoffbelastungen aus dem Meer ausgeschlossen. Es gibt auch keine ethischen oder ökologischen Probleme, da weder Meerestiere getötet werden noch ihnen die Nahrungsgrundlage entzogen wird. Im Gegensatz zu den begrenzten Fischvorkommen lassen sich diese Mikroalgen praktisch unbegrenzt nachzüchten. Der Omega-3-Gehalt ist sogar noch viel höher als im Fischöl.

Schmeckt das Algenöl nach Fisch?

Nun, ein wenig schon. Aber um es genau zu formulieren, müssten wir eigentlich sagen, dass der Fisch nach Algen schmeckt. Viele Menschen sind sehr erstaunt, wenn ich ihnen sage, dass Fische gar kein EPA und DHA, die Hauptfettsäuen im Fischöl, herstellen können. Alle Omega-3-Fettsäuren aus den Fischen stammen ursprünglich einmal aus Algen, welches dann über die Nahrungskette erst in den Fisch gelangt. Darum schmecken beide auch etwas ähnlich. Auch beim Algenöl gilt, was ich schon bei der Qualität des Fischöls betont habe: Frisches Algenöl schmeckt ebenso wie frisches Fischöl fast gar nicht nach Fisch beziehungsweise Algen.

Woraus besteht die Kapselhülle bei Fischölkapseln?

In der Regel besteht die Kapsel aus Schweine- oder Rindergelatine. Damit haben nicht wenige Anwender ein Problem (z. B. Veganer, Moslems). Veganer haben aber auch ein Problem mit dem Fischöl selbst. Es gibt aber auch Pesco-Ovo-Lacto-Vegetarier (kein Fleisch, aber Eier, Milch und Fische). Diese dürfen keine Fischöl-kapseln nehmen (oder nur solche, die aus nicht-tierischen Materialien hergestellt und schwer zu finden sind). Hier ist reines Fischöl die Lösung. Es gibt auch Hersteller von Kapseln, die sehr konsequent sind und ihr Fischöl nicht mit Rinder- oder Schweine-gelatine umhüllen, sondern Fischgelatine einsetzen. Dies ist beispielsweise bei NORSAN-Kapseln der Fall.

Wie steht es mit der Nachhaltigkeit beim Fischfang?
Man hört immer wieder vom Beifang von Schildkröten und Delfinen. Wie erfahre ich, ob mein Fischölpräparat sicher ist?

Man darf unbesorgt sein, wenn man zertifizierten Fisch kauft, der unter festge-setzten Kriterien gefangen wurde. Ebenso verhält es sich mit den Präparaten. Im Zweifel muss man beim Hersteller nachfragen und eine Kopie des Zertifikates ver-langen. Zertifikate gibt es beispielsweise von Friend of the Sea, MSC oder SAFE.

Was ist von Omega-3-Brot, Omega-3-Eiern und sonstigen Omega-3-Lebensmitteln zu halten?

Tatsächlich ist es besser, wenn unsere Lebensmittel mehr Omega-3 und weniger Omega-6 enthalten. Das ist bei diesen Spezial-Lebensmitteln in kleinem Maße tat-sächlich der Fall. Aber auch hier muss man kritisch sein. Es gilt genau zu prüfen, ob es sich um Alpha-Linolensäure oder EPA/DHA handelt. Alpha-Linolensäure kann man problemlos mit 1 TL Leinöl oder 2 EL Rapsöl zuführen (bei Krankheit auch ein wenig mehr). Dafür brauchen wir nicht spezielle Omega-Lebensmittel. Mit EPA/DHA sieht es schon anders aus. Man prüfe kritisch die tatsächliche Menge, die man bei einem realistischen Verzehr bekommt. Wie viele Scheiben Brot oder wie viele Eier muss man essen, um auf 2 Gramm Omega-3 zu kommen? Fällt ein Ei mengen-mäßig überhaupt ins Gewicht? Oder ist das nur ein kleiner Omega-3-Tropfen auf den heißen Omega-6-Stein?

Ich sehe sogar eine große Gefahr in künstlichen Omega-3-Quellen: Wenn ich eine Scheibe Omega-3-Brot oder ein Omega-3-Ei esse, wähne ich mich in der trügeri-schen Sicherheit, die Omega-3-Menge locker erreicht zu haben und erachte die für meine Gesundheit tatsächlich erforderliche Dosis gar nicht mehr für notwendig.

Weiterer Knackpunkt: Die Qualität der Omega-3-Fettsäuren in diesen Lebens-mitteln. Wenn das Huhn reichlich Fischfutter bekommt, haben die Eier schon einen gewissen Omega-3-Gehalt. Als Tierfutter verwenden die Hersteller aber sicher nicht den frischen Wildfanglachs, sondern in der Regel minderwertige Fischabfälle. Indirekt bekommen wir diese dann natürlich auch in den Eierbecher. Schmecken Ei oder Brot nach Fisch? Dann haben wir ranzig gewordene und unbrauchbare Fettsäuren auf dem Teller – Finger weg davon!

Mittlerweile gibt es auch Pflanzenöle, die mit Omega-3 werben. Es handelt sich oft um ein Sonnenblumenöl, dem ein wenig «Alibi-Leinöl» hinzugefügt wurde. Ja, das Öl hat dann tatsächlich mehr Omega-3 als vorher, aber der Quotient ist in den meisten Fällen immer noch ungünstig. Wenn die Werte auf der Flasche stehen, dann kann man Omega-6- durch die Omega-3-Fettsäure teilen. Wenn nur die einzelnen Fettsäuren angegeben sind, dann teilt man die Linolsäure durch die Alpha-Linolensäure. Kommt man auf einen Quotienten über 10, ist das Öl immer noch miserabel und fördert sogar Entzündungen. Der Quotient sollte unter 2,5 liegen, damit er auch zu einer Verbesserung des Omega-6/3-Quotienten im Körper führt.

Ich habe im Internet angebliche Omega-3-Öle gefunden, eine Mischung verschiedener Öle, die unglaublich wenig Omega-3 enthalten. Der Omega-6/3-Quotient war überhaupt nicht geeignet, vor Entzündungen oder anderen Krankheiten zu schützen. Der traurige Tiefpunkt war das Öl eines bekannten Omega-3-Gurus, das nur 50 mg Omega-3 pro Gramm enthielt – aber viel mehr Omega-6. Das grenzt für mich schon an Betrug: Die Konsumenten kaufen in guter Treue und für teures Geld vermeintlich Omega-3 und erhalten eine Mogelpackung mit einer homöopathischen Dosis von Omega-3!

Warum brauchen wir auf einmal so viel Omega-3?
Wie sind die Menschen früher ohne Fischölpräparate ausgekommen?

Wie haben sich die Menschen denn früher ernährt (jedenfalls die Mehrheit)? Es gab maximal einmal in der Woche den so genannten Sonntagsbraten. Zweimal in der Woche kam das «Arme-Leute-Essen» Fisch auf den Tisch. An Pflanzenölen gab es die Omega-3-reichen Pflanzenöle Lein- und Rapsöl. Auch wenn aus ihnen kaum EPA und DHA gebildet werden, so auch nicht entzündungsfördernde Omega-6-Fettsäuren AA – im Gegensatz zur Linolsäure aus Sonnenblumen- oder Distelöl, welches heute häufig verwendet wird. Mit der vor 150 Jahren üblichen Nahrung hatten die meisten Menschen wohl einen AA/EPA-Quotienten von etwa 3, was sehr gut ist. Ähnlich wie die berühmte mediterrane Ernährung, wie sie bis in die 60er praktiziert wurde.

Wenn ich zusätzlich zum Essen Omega-3 in Form von 1 oder 2 Esslöffeln Fischöl einnehme, gehe ich nicht auf wie ein Luftballon?

Ein Gramm Fett enthält etwa 9 kcal. Das ist bei Sonnenblumenöl genauso wie bei Schweinefett und Fischöl. Wenn ich also zusätzlich zu meiner normalen Ernährung 1 bis 2 Esslöffel Fischöl einnehme, dann sind das etwa 15 g Fett oder 135 kcal – und das jeden Tag zusätzlich zu allen anderen Nährstoffen. Ist da nicht eine massive Gewichtszunahme vorprogrammiert?

Wer sagt denn, dass man sich genau wie vorher ernähren soll? Wenn man bei einer Grundkrankheit das Omega-6/3-Verhältnis günstig beeinflussen will, sollte man Omega-6-Fettsäuren, wie sie zum Beispiel in Sonnenblumenöl, Distelöl, Fleisch- und Wurstwaren enthalten sind, meiden wie der Teufel das Weihwasser. Die Omega-3-Fettsäuren sind also nicht zusätzlich, sondern sie sind Ersatz für schlechtere Nahrungsmittel.

Fett hat einen hohen Sättigungwert. Vielleicht meidet man zukünftig nicht nur Omega-6-Fette. Weil Essen mit Omega-3 zu einer rascheren Sättigung führt, verzichtet man gern auf den Pudding, die Schokolade oder den Kuchen nach dem Essen. Studien belegen sogar eine bessere Gewichtsabnahme mit Omega-3 (siehe Kapitel Krankheiten).

Man hört immer wieder von Studien, die den Nutzen von Omega-3 in Frage stellen

Bisher habe ich noch keine Studie gefunden, die mich diesbezüglich überzeugt hat. Oft war die Studie methodologisch mangelhaft oder es wurden Schlüsse daraus gezogen, die so nicht haltbar waren. Ein Beispiel einer Veröffentlichung im «Spiegel» («Das Märchen vom Fisch», Ausgabe 14/2006, S.163), in der behauptet wurde, Fischöl sei sogar schlechter als Schweineschmalz. Als Beleg wird eine englische Studie angeführt (93), in der es unter Omega-3 angeblich zu mehr Todesfällen als unter Placebo kam. Ich habe die Studie im Original gelesen. Ergebnis: Genau das Gegenteil war der Fall! In der Omega-3-Gruppe gab es weniger Todesfälle. Ich habe in einem Internetartikel den «Spiegel» darauf der Studienfälschung bezichtigt, ohne dass dieser mich angeklagt hat (den Prozess hätte ich auch gewonnen). Seine Fehlinformation hat der «Spiegel» allerdings nie zurückgenommen. Heute nennt man das dann wohl fake news oder Lügenpresse – das konnte der «Spiegel» beim Thema Omega-3 schon 2006.

Die Forschung arbeitet daran, Pflanzen und Tiere zu entwickeln, die EPA und DHA selbst produzieren. Was ist davon zu halten?

Das ist im Moment noch Zukunftsmusik, aber es wird tatsächlich mit Hochdruck daran gearbeitet, weil die Entwickler sich davon Millionengewinne erhoffen. Soweit ich weiß, versucht man, Gene in den Leindotter (Pflanze) einzubauen, damit dieser nicht nur pflanzliches Omega-3, sondern eben auch EPA/DHA produziert. In Amerika möchte man in den nächsten Jahren sogar Schweinefleisch mit einem hohen EPA/DHA-Gehalt züchten. Das Ganze geht natürlich nicht ohne Gentechnologie. Ich halte das Ganze für ziemlich pervers. Warum sollte ich Gott spielen und künstliche Lebewesen herstellen, die Stoffe produzieren, für die sie gar nicht vorgesehen waren? Zumal es ja Tiere (Fische) und Pflanzen (Algen) gibt, die das natürlicherweise seit Millionen Jahren tun. Jeder muss das für sich selbst entscheiden, aber ich würde solche «Lebensmittel» nicht in meinen Körper lassen.

Bezugsquellen

Omega-3-Präparate gibt es in jeder Apotheke. Supermärkte haben mittlerweile auch ein reichhaltiges Sortiment an Omega-3-Präparaten, die oft sehr billig sind. Wenn sie deutlich nach Fisch schmecken, dann Finger davon lassen. Man will ja auch kein ranziges Olivenöl in der Spaghettisauce. Qualität und Preis-Leistungs-Verhältnis – beides muss stimmen. Mein favorisiertes Produkt ist seit mehr als 5 Jahren das NORSAN-Fischöl, welches bei vielen Therapeuten, in Apotheken oder direkt bei www.norsan.de, in der Schweiz www.swissmedicalplus.ch und in Österreich unter 0800 070 908 erhältlich ist.

Register

Register

Anhang

Literaturliste

Die im Buch erwähnten Studien sind mit genauer Quellenangabe unter https://www.
dr-schmiedel.de/literaturliste-buch/ zu finden. Dort sind die Nummern der Studien
genauso angegeben wie in diesem Buch zitiert. Sie finden auch Hinweise, wie Sie im
Internet das Abstract oder sogar die Originalstudie finden können.

Weitere Bücher vom Autor

- Quickstart Nährstofftherapie
  Haug-Verlag, Stuttgart,
  ISBN 978-3-8304-7819-5
  (für alle an Ernährung und Nährstoffen Interessierten)
- Leitfaden Naturheilkunde, Elsevier, München,
  ISBN 978-3-437-55143-7
  (das Fachbuch für den Naturheilkunde-Therapeuten)
- Typ-II-Diabetes – Heilung ist doch möglich, TRIAS, Stuttgart,
  ISBN 978-3-8304-8310-6
- Cholesterin – endlich Klartext, TRIAS, Stuttgart,
  ISBN 978-3-8304-8316-8
- Hausputz für Leber & Galle, TRIAS, Stuttgart,
  ISBN 978-3-8304-6044-2

Autor

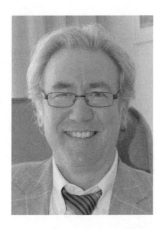

Dr. med. Volker Schmiedel war bis 2015 Chefarzt der Inneren Abteilung der Habichtswaldklinik (Kassel). Seitdem ist er als Arzt im ganzheitlichen Ambulatorium Paramed in Baar (Schweiz) tätig. Er ist Referent für «Naturheilverfahren» der Medizinischen Woche, Mitherausgeber der Zeitschrift «Erfahrungsheilkunde» und des «Leitfadens Naturheilkunde» sowie Autor zahlreicher weiterer naturheilkundlicher Bücher für Therapeuten und Laien.